はじめてでも
よくわかる

ナースのための
\呼吸/
ECMO
実践ガイド

編集

清水敬樹
東京都立多摩総合医療センター
ECMOセンター チェアマン

濱口 純
東京都立多摩総合医療センター
ECMOセンター トランスポートディレクター

Gakken

編集

清水敬樹 東京都立多摩総合医療センター
ECMO センター チェアマン

濱口　純 東京都立多摩総合医療センター
ECMO センター トランスポートディレクター

執筆 (執筆順)

佐藤友紀 東京都立多摩総合医療センター
看護部

曽根玲司那 東京都立多摩総合医療センター
麻酔科臨床工学室　主任

佐藤裕一 東京都立多摩総合医療センター
ECMO センター

三浦　瞳 東京都立多摩総合医療センター
麻酔科臨床工学室

和田健志郎 北海道公立大学法人札幌医科大学
医学部救急医学講座

松井早季 東京都立多摩総合医療センター
看護部

清水敬樹 前掲

濱口　純 前掲

諸橋優祐 東京都立多摩総合医療センター
ECMO センター

三森　薫 東京都立多摩総合医療センター
ECMO センター

大下慎一郎 広島大学大学院
救急集中治療医学　准教授

小野将平 自治医科大学附属
さいたま医療センター集中治療科

亀ケ谷泰匡 日本医科大学付属病院
外科系集中治療室　主任看護師

藤田健亮 社会福祉法人恩賜財団済生会
宇都宮病院救急・集中治療科

服部憲幸 千葉大学大学院医学研究院
救急集中治療医学

山中　歩 東京都立多摩総合医療センター
看護部

金子　仁 東京都立多摩総合医療センター
ECMO センター　医長

鈴木裕之 前橋赤十字病院
高度救命救急センター
集中治療科・救急科　副部長

中村智之 藤田医科大学医学部
麻酔・侵襲制御医学　講師

笠原　道 社会福祉法人恩賜財団済生会
宇都宮病院救急・集中治療科

功刀慎一 東京都立多摩総合医療センター
看護部

高橋公子 社会医療法人仁愛会浦添総合病院
救命救急センター

岩永　航 社会医療法人仁愛会浦添総合病院
救命救急センター

鍼田慎平 東京都立多摩総合医療センター
看護部

萩原祥弘 社会福祉法人恩賜財団済生会
宇都宮病院救急・集中治療科
救命救急センター副センター長 (ICU)・
集中治療室長・
ECMO センター長

松吉健夫 東京都立多摩総合医療センター
ECMO センター　医長

文屋尚史 北海道公立大学法人札幌医科大学
医学部救急医学講座　助教

市場晋吾 東京女子医科大学
臨床工学科・集中治療科　教授

ピーターソン由紀 ミシガン大学・
ECMO スペシャリスト

中山詩穂里 東京都立多摩総合医療センター
看護部

谷口隼人 横浜市立大学附属
市民総合医療センター
高度救命救急センター　助教

鈴木大聡 東京都立多摩総合医療センター
ECMO センター

田川雅久 東京都立多摩総合医療センター
麻酔科臨床工学室　課長代理

堀越佑一 東京都立多摩総合医療センター
ECMO センター

星野耕大 福岡大学病院救命救急センター／
ECMO センター

植木伸之介 東京都立多摩総合医療センター
看護部 ICU 副看護師長

髙島　泉 日本医科大学付属病院看護部
外科系集中治療室

米田龍平 東京都立多摩総合医療センター
ECMO センター

はじめに

　世界中の皆様が新型コロナウイルス（COVID-19）との闘いを始めてもうすぐ2年になります．その間，わが国でも5度のパンデミックに陥ったり，落ち着いたりなどの変化をくり返しております．ようやくワクチン接種も普及してきましたが，絶対的な有効性をもった治療薬も2021年11月現在，存在しておりません．今後の動きは不透明な部分がございますが，我々，重症患者を管理する部門に属している立場としては，これまでの反省を生かしながら有事に備えることに変わりはございません．

　その重要な鍵の一つとなるのがECMO診療になります．今回のCOVID-19に対する診療で，呼吸ECMOの立ち位置，存在意義は非常に高いものになりました．私も理事を拝命しているNPO法人日本ECMO netという組織の頑張りも当然ながらございます．実際に，第5波を経験したことで，わが国の呼吸ECMO導入数は明らかに世界で一番となりました．成績も基準や解釈がさまざまですので一概にはいえませんが，世界最高峰であることは間違いございません．今回，呼吸ECMOの知名度が高くなったことで，従来の人工呼吸器管理で状態が厳しくなった際に担当医やご家族も呼吸ECMOを頭に浮かべるようになりつつございます．そのため，今後のアフターコロナの時期にたどり着いた際も，重症呼吸不全への対応の選択肢の一つに呼吸ECMOはなろうかと思います．東京都立多摩総合医療センターECMOセンターにもそのような問い合わせが非常に増えております．そのような意味からも今後，呼吸ECMOの需要は増加してくると思われます．

　呼吸ECMOは究極のチーム医療です．さらには，その中心に位置するのは最前線で活躍している看護師の皆様になります．呼吸ECMOを導入後に，実際にベッドサイドで患者様とECMO装置の管理を医師が施行する時間は非常に短く，看護師の皆様が23時間以上張り付いているという報告もございます．そのサポートを臨床工学技士の皆様に行っていただいております．

　本書はそのような呼吸ECMO管理の主役である看護師の皆様にフォーカスした内容になります．呼吸ECMO管理の肝といえるサーキットチェックを重要視して，いわゆる"ECMOのバイタルサインを診る"という概念を自施設の文化として浸透させることができることを目指しております．また，呼吸ECMOにかかわる医師への教育体制もまだまだ不十分ななかで，ECMOナース（ECMOスペシャリスト）の養成や教育システムの確立など，さまざまな問題を抱えている状況です．

　まだまだ発展途上のわが国の呼吸ECMOですが，非常に高い潜在能力を感じております．まずは最前線で張り付く看護師の皆様への実践と教育のお手伝いができればとの思いで本書の発刊に至りました．執筆者の各位におかれましても，コロナ禍という非常にご多忙の真っただ中に無理を強いてお願いしました．ここに深く御礼申し上げます．また，本書の企画，発刊にあたり，多大なご協力と絶えず叱咤激励をいただきました学研メディカル秀潤社編集部の谷口友紀氏にも深く感謝を申し上げます．

2021年11月

東京都立多摩総合医療センターECMOセンター　チェアマン

清水　敬樹

目次
CONTENTS

編集担当：谷口友紀，瀬崎志歩子，黒田周作

編集協力：本山明日香，大内ゆみ

表紙・本文デザイン：川上範子

本文イラスト：早瀬衣里子，株式会社日本グラフィックス

Web動画の見方

動画でわかる呼吸ECMO

本文の解説に併せて，ECMOの操作などが動画で確認できます．

動画の再生方法

❶ トップメニューから動画を確認

お使いのブラウザに，下記のURL を入力するか，右の2次元バーコードを読み込むことで，メニュー画面に入ります．希望の動画を選択し，動画を再生します．

https://gakken-mesh.jp/movie/ecmo/index.html

❷ 2次元バーコードから直接動画を確認

本文に印刷された2次元バーコードを読み取ると，動画の再生画面に直接ジャンプします．
本文の解説と併せて動画を確認できます．

動画収録内容

ECMOの使用方法	第 1 章「機器の操作方法やプライミング方法を身につけよう」
回路交換の方法	第 2 章「回路交換」
ECMO下の腹臥位の手順	第 2 章「ECMO 下の腹臥位」
ポンプ停止時の対応	第 4 章「ポンプ停止時の対応」

推奨閲覧環境

- ● パソコン（Windows または Macintosh）
- ● Android OS 搭載のスマートフォンまたはタブレット端末
- ● iOS 搭載の iPhone/iPad など
- ・OSのバージョン，再生環境，通信回線の状況によっては，動画が再生されないことがありますが，ご了承ください．
- ・各種のパソコン・端末のOSやアプリの操作に関しては，弊社ではサポートいたしません．
- ・通信費などは，ご自身でご負担ください．
- ・パソコンや端末の使用に関して何らかの損害が生じたとしても，弊社は責任を負わないものとします．自己責任でご対処ください．
- ・動画の配信期間は奥付に示すとおりですが，予期しない事情により，その期間内でも配信を停止・更新する可能性があります．
- ・2次元バーコードリーダーの設定で，OSの標準ブラウザを選択することをお勧めします．
- ・動画に関する著作権はすべて学研メディカル秀潤社に帰属します．本動画の内容の一部または全部を許可なく転載，改変，引用することを禁じます．

第 1 章

ECMO機器の
導入・確立

ECMO導入の準備

必要物品の準備

ECMOの導入に使用する物品は，カニューレ以外は，VV-ECMO，VA-ECMOで共通です.

しかし，心停止に対する体外循環式心肺蘇生（ECPR）など，緊急を要することがあります. 物品の不備により処置が遅れることのないよう，あらかじめ準備しておく必要があります. 物品をセット化しておくなど，導入時に必要物品が瞬時にそろうことが望ましいでしょう. また，日頃から定期的に物品の点検を行うことで，欠品の予防や物品内容の把握が進み，スムーズな処置につながります.

以下，ECMO導入時に必要な物品を示します（**表1**，**図1**）.

看護師の準備

ECMO導入には，医師，看護師，臨床工学技士がかかわり，マンパワーと多職種間の連携が必要となります. 看護師の役割としては，処置の介助，患者の

表1　ECMO導入に必要な物品

消毒	①消毒薬，②綿球，③鑷子
清潔野	④滅菌覆布，⑤穴あき覆布
ガーゼ	⑥4折ガーゼ
ヘパリン・生理食塩液	⑦ヘパリン5,000単位，⑧生理食塩液500mL，⑨滅菌カップ，⑩ヘパリンNaロックシリンジ，⑪50mLロックシリンジ，⑫50mLカテーテルチップ
シース・カニューレ類	⑬4Frシース，⑭ガイドワイヤー，⑮モスキートペアン，㉓送血カニューレ，㉔脱血カニューレ
回路用	⑯鉗子，⑰剪刀，タイガン
縫合・固定	⑱縫合針，⑲縫合糸，⑳持針器，㉑フィルム保護材
機器	エコー，㉒エコープローブカバー，ECMO本体，ECMO回路，遠心ポンプ，人工肺
感染防護用具	キャップ，マスク，ガウン，グローブ

VA-ECMO：veno-arterial extracorporeal membrane oxygenation，大腿静脈から脱血し，大腿動脈で送血する体外式膜型人工肺
VV-ECMO：veno-venous extracorporeal membrane oxygenation，大腿静脈から脱血し，内頸静脈で送血する体外式膜型人工肺

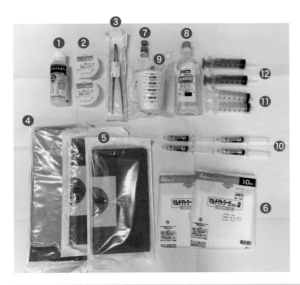
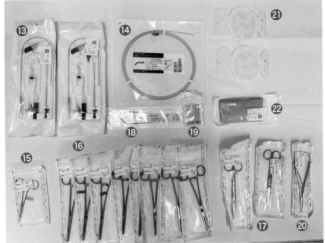
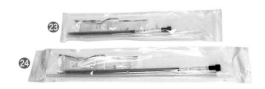

物品をセット化しておくと，導入時に瞬時にそろいます

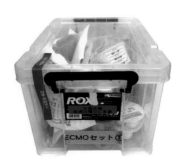

必要物品をセット化した ECMO セット

図1　必要物品例

　観察，記録があげられます．ECMO導入が安全かつスムーズに進むよう，以下の点に留意して対応するとよいでしょう．

❶ 感染対策

　ECMO導入時，血液などによる体液曝露の可能性があるため，スタンダードプリコーションを行い感染予防に努めます．また，清潔野は十分に広く確保し，物品が汚染されないよう注意します．

ECPR：extracorporeal cardiopulmonary resuscitation，体外循環式心肺蘇生

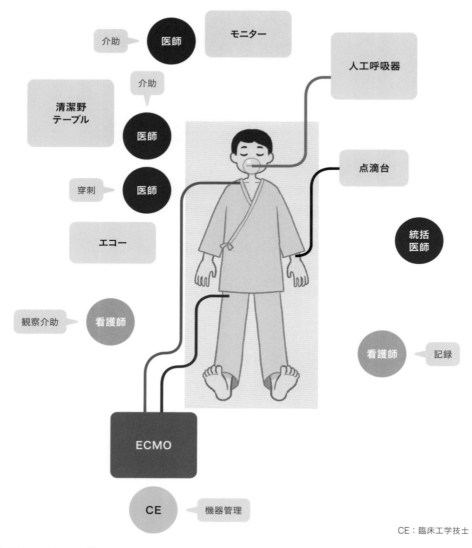

介助 → 医師

モニター

人工呼吸器

介助

清潔野
テーブル

医師

点滴台

穿刺

医師

統括
医師

エコー

観察介助 看護師

看護師 ← 記録

ECMO

CE ← 機器管理

CE：臨床工学技士

図2　ECMO導入時の人員と機器配置の一例

❷ベッドコントロール

　ECMOの導入には可能なかぎり広い病室を確保します．また，透視室で行うのか，ベッドサイドで行うのか，スタッフ間で共有することも大切です．高さ調整が可能で，なるべく高くなるベッドがよいです．

❸ 物品・機器の配置（図2）

　人工呼吸器や点滴台に加え，ECMO本体，エコー，清潔野テーブルなど，病室内には複数の機器が入ります．また，処置を行う医師が入るスペースを考慮し，物品や機器の位置を調整します．使用物品を無菌操作で清潔野に出します．あらかじめ送血・脱血カニューレのサイズ（太さと長さ）を医師に確認し準備します．

❹ 鎮痛・鎮静

　侵襲の大きな処置のため，十分な鎮静のもとで管理します．医師に鎮痛・鎮静薬の使用を確認し，薬剤を準備します．状況により，筋弛緩薬を使用することもあります．また，カニュレーション中に強い自発呼吸を認めると，空気を血管内に引き込む危険があります．処置中は定期的に患者の鎮痛・鎮静の評価を行い，体動の出現に注意し観察します．

❺ ルート管理

　ECMO導入中，患者は常に覆布がかかった状態となります．挿管チューブや点滴ルート等の刺入部の観察が困難となるため，処置開始前に各チューブ類の固定を適切に行い，事故抜去の予防に努めます．

　また，処置中に薬剤の静脈注射を行うことがあるため，必要に応じて点滴ルートを延長するなど，薬剤の投与経路を確保するとともに，安全なルート管理に努めます．

❻ 輸血

　ECMO導入時には，プライミングボリューム（人工肺，回路の容量分）による希釈やカニュレーション時の出血などのため，輸血が必要となることがあります．輸血の使用の有無を医師に確認し，準備します．患者の状態が非常に悪い場合は，血液とアルブミンによるプライミングを行うので，医師，臨床工学技士に確認します．

❼ 患者家族への対応

　ECMOを導入する際，忘れてはならないのは患者家族の存在です．長時間，患者家族が放置されることがないよう配慮します．時間や人員に猶予がある場合には看護師もICに同席し，患者家族の反応を把握するとともに不安の軽減に努めます．

　また，呼吸ECMOのICは内容が複雑なため，医師からの1回のICでは家族は十分に理解できません．そのギャップを埋めるのがECMOナースの役割です．

> 看護師の主な役割は，処置の介助，患者の観察，記録です

看護師の 👀

　速やかでスムーズなECMO導入のためには，事前の準備が重要です．物品配置を含めて決まりごとが多いので，看護師間でもシミュレーションを行いましょう．

IC：informed consent，インフォームド・コンセント

カニューレ

カニューレの選び方

カニューレとは, ECMOなどの体外循環を目的として, 直接血管に挿入し脱血と送血に使用される大口径のカテーテルのことをさします(**図1**).

❶ カニューレの選択

カニューレの選択はECMO導入のスタート地点であり, 治療成否を決定づける重要な要因の1つです. ECMOのカニューレは2021年7月現在, 国内では5社から販売されていますが, 太さ, 長さ, 側孔(サイドホール)のデザイン等が多種多様です.

そのため, 患者の体格や施設の治療方針によってカニュレーション部位や最適なカニューレサイズの選択を行う必要があります. なかでも, 最適なカニューレサイズを選択しなければいけない最大の理由は, 呼吸ECMOにとって脱血が最も重要であり, いかに適切な流量を安定して確保できるかが重要だからです.

❷ 脱血カニューレ

呼吸ECMOは静脈で脱血と送血を同時に行うため, リサーキュレーションを前提で管理する必要があり, 循環ECMOと比較して目標流量が高く設定されます. その差は1～1.5L/minほどですが, 脱血カニューレの太さや長さによっ

(A)　　　　　　　　　　　　　　(B)

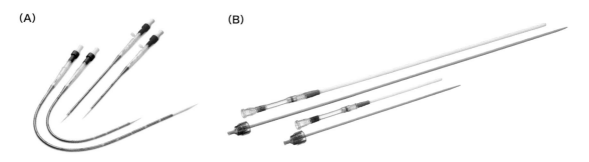

図1　ECMOのカニューレ

写真提供：(A) ゲティンゲ社　(B) テルモ社

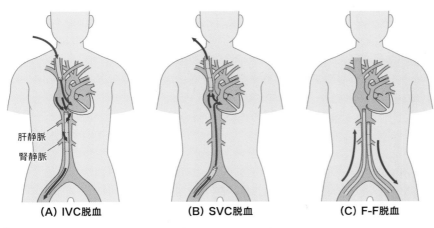

肝静脈
腎静脈

(A) IVC脱血　　　(B) SVC脱血　　　(C) F-F脱血

図2　呼吸ECMOのカニューレ挿入パターン

て脱血時にかかる陰圧の大きさや安定性が大きく異なります.

　また，脱血パターン（**図2**）によってカニューレの必要な長さが変わり，長さが長くなるほど同じ流量を出すためには太さが必要になります. この関係性が一目でわかるようにカニューレ選択の推奨サイズを**表1**に示します.

　この表と超音波検査で測定した血管径から1〜3Frの隙間を残して，できるだけ太いサイズのカニューレを選択します. 一般的に呼吸ECMOで使用される脱血カニューレは21〜25Frが選ばれます.

❸ 送血カニューレ

　送血カニューレは，脱血カニューレよりも細いものを選択しますが，目標流量に対して細すぎるカニューレを選択してしまうと，先ほどとは逆に先端圧による抵抗がかかり，遠心ポンプを使用したECMOでは流量が低下します. その分，遠心ポンプの回転数を上げなければならず，過度な回転数は遠心ポンプに起因した溶血や血栓発生，寿命の短縮につながります. 数日単位の循環ECMOであれば問題となりにくいですが，数週間単位の呼吸ECMOではそれだけリスクも高まります.

　また，高い圧力とずり応力に伴って白血球や血小板の活性化といった炎症反応を惹起するほか，カニューレ先端に高速で液体が流れるため周囲に陰圧が生じ，キャビテーション現象が生じて血液内に微小気泡が発生し空気塞栓を起こす危険性があります. 一般的に呼吸ECMOで使用される送血カニューレは19〜21Frが選ばれます.

その他の特徴

　カニューレのサイズのほかには，回路と接続するコネクトの有無，折れ曲がりにくさ，抗血栓性コーティングなどがあげられます.

　たとえば，テルモ社製のキャピオックスシリーズは回路コネクタがあり，カニューレの芯が硬く血管に挿入しやすく設計されています（**図1B**）. 一方，ゲ

カニューレ

ティンゲ社製のHLSシリーズではカニューレにワイヤーコーティングが施されており，しなやかで折れ曲がり癖がつきにくい構造になっています(**図1A**)．

　とくに体位変換時など，頸部は回路に引っ張られたり，肥満体型患者の鼠径部は腹圧で押しつぶされたりして変形しやすいので重要なポイントとなります．

　そのほか，呼吸ECMOの場合には脱血と送血を1本のカニューレにまとめたダブルルーメンカニューレも存在します(p.111「ダブルルーメンカニューレ」参照)．

表1a　脱血カニューレ選択の目安

BSA (m²)	大腿静脈脱血※1 (Fr)	右内頸静脈脱血※2 (Fr)
…1.3〜1.5	23	21
…1.5〜1.8	25	23
…1.8〜2.1	27	23
…2.1〜2.4	29	25
…>2.4	≧29	≧25

※1　カニューレ長：38cm 規格
※2　カニューレ長：50，55，70cm 規格

＊送血カニューレは19〜21Frが一般的（脱血カニューレは−2〜−4Fr）

表1b　BSA簡易表(DuBois式)

体重(kg)＼身長(cm)	145	150	155	160	165	170	175	180	185	190	195	200	205
40	1.3	1.3	1.3	1.4	1.4	1.4	1.5	1.5	1.5	1.5	1.6	1.6	1.6
45	1.3	1.4	1.4	1.4	1.5	1.5	1.5	1.6	1.6	1.6	1.7	1.7	1.7
50	1.4	1.4	1.5	1.5	1.5	1.6	1.6	1.6	1.7	1.7	1.7	1.8	1.8
55	1.5	1.5	1.5	1.6	1.6	1.6	1.7	1.7	1.7	1.8	1.8	1.8	1.9
60	1.5	1.5	1.6	1.6	1.7	1.7	1.7	1.8	1.8	1.8	1.9	1.9	1.9
65	1.6	1.6	1.6	1.7	1.7	1.8	1.8	1.8	1.9	1.9	1.9	2.0	2.0
70	1.6	1.7	1.7	1.7	1.8	1.8	1.8	1.9	1.9	2.0	2.0	2.0	2.1
75	1.7	1.7	1.7	1.8	1.8	1.9	1.9	1.9	2.0	2.0	2.1	2.1	2.1
80	1.7	1.7	1.8	1.8	1.9	1.9	2.0	2.0	2.0	2.1	2.1	2.2	2.2
85	1.8	1.8	1.8	1.9	1.9	2.0	2.0	2.0	2.1	2.1	2.2	2.2	2.3
90	1.8	1.8	1.9	1.9	2.0	2.0	2.1	2.1	2.1	2.2	2.2	2.3	2.3
95	1.8	1.9	1.9	2.0	2.0	2.1	2.1	2.1	2.2	2.2	2.3	2.3	2.4
100	1.9	1.9	2.0	2.0	2.1	2.1	2.2	2.2	2.2	2.3	2.3	2.4	2.4
105	1.9	2.0	2.0	2.1	2.1	2.2	2.2	2.3	2.3	2.3	2.4	2.4	2.5
110	2.0	2.0	2.1	2.1	2.1	2.2	2.2	2.3	2.3	2.4	2.4	2.5	2.5
115	2.0	2.0	2.1	2.1	2.2	2.2	2.3	2.3	2.4	2.4	2.5	2.5	2.6
120	2.0	2.1	2.1	2.2	2.2	2.3	2.3	2.4	2.4	2.5	2.5	2.6	2.6
125	2.1	2.1	2.2	2.2	2.3	2.3	2.4	2.4	2.5	2.5	2.6	2.6	2.7
130	2.1	2.2	2.2	2.3	2.3	2.4	2.4	2.5	2.5	2.6	2.6	2.6	2.7
135	2.1	2.2	2.2	2.3	2.3	2.4	2.4	2.5	2.5	2.6	2.6	2.7	2.7

BSA：body surface area
DuBois 式 = 体重$^{0.425}$× 身長$^{0.725}$×0.007184

看護師の 👀

　呼吸ECMOを成功に導けるかどうかはカニューレの選択が鍵です．長期間の体外循環では安定した流量を確保するとともに，遠心ポンプで過度な陰圧をつくらず血栓発生のリスクを抑え，ECMO回路の交換頻度を下げることができます．脱血カニューレの挿入部位によって適したカニューレのサイズや種類が変わりますので，施設で普段使用しているカニューレを確認しておきましょう．

カニュレーション時の介助

POINT

- ☑ ECMO装着時の必要物品と清潔操作による挿入手順を理解しましょう.
- ☑ 多職種との連携が迅速かつ安全なECMO装着の鍵となります.
- ☑ カニュレーション時に重篤な合併症が起きることがあり，緊急事態に備えることが大切です.

　循環不全や心肺蘇生時の呼吸・循環補助としてVA-ECMO，重症呼吸不全に対する呼吸補助としてVV-ECMOがあります．それらの導入が必要な状況では，患者が生命の危機にさらされており，ときに一刻を争います.

　緊急事態に備えて日頃から必要物品を確認し，清潔操作による挿入手順を頭に入れておく必要があります．また，多職種との連携が迅速かつ安全なECMO導入の鍵であり，普段から定期的に多職種によるシミュレーション・トレーニングを行うことも重要です.

ECMO装着前に：インフォームド・コンセント

　ECMOの導入は，生命の危機におかれた患者に対して行われ，患者・家族の精神的不安は非常に大きいです．十分にインフォームド・コンセントを行う必要があります．患者・家族が状況を受け入れられるように，細やかな配慮が重要になります.

●ナースの動き方

　危機的な状況であり，患者・家族に対して，心理面への適切な介入が必要です.

ECMO装着の準備

　医師からECMO装着開始の指示が出たら，十分な人員を確保します．臨床工学技士は，ECMO回路のプライミングを開始します.

　ECMO装着に必要な物品をベッドサイドに準備し，シーツやベッドを汚染しないように，防水シーツを背部や下肢の下に敷いておきます.

●ナースの動き方

　人員を確保し，事前に記録係や外回りなどの役割を決めて，効率的に動けるようにしましょう.

VA-ECMO：veno-arterial extracorporeal membrane oxygenation，大腿静脈から脱血し，大腿動脈で送血する体外式膜型人工肺

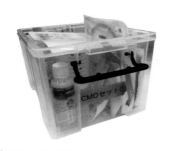

図1　ECMO box

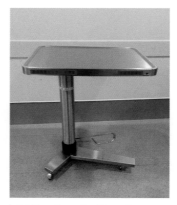

図2　オーバーテーブル

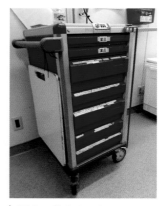

図3　救急カート

ECMO装着時の必要物品の準備

　必要物品を迅速に漏れなく準備するために，当院では1つの箱にまとめて配置しています（**図1**）．必要な物品は施設ごとに異なるため，自施設で使用する必要物品を事前に確認しておく必要があります．

　必要物品のセット以外にも，消毒液，滅菌手袋，滅菌ガウン，縫合糸，ガーゼなどが必要なため準備します．必要物品を広く展開できるように，広めのオーバーテーブル（**図2**）も必要です．また，緊急事態が起きた際に迅速に薬剤投与ができるように救急カート（**図3**）も配置しておきます．

● **ナースの動き方**

　物品は1回/日チェックを行い，速やかに使用できるようにしておきましょう．使用後は補充し，いつでも使用できる状態にしておきます．

カニュレーション時の介助

　まず，刺入部となる鼠径部を剃毛します．ECMOカニューレは縫合やテープによって固定するため，鼠径部から大腿全面を広範囲に剃毛します．術野を消毒し，穴あきシーツなどで清潔野をつくります．

　滅菌シーツを置いたオーバーテーブル上に必要物品を展開していきます．ECMOセット（当院規定），縫合セット，シリンジ，鉗子，脱血・送血カニューレを術野に準備します．また，ヘパリン加生理食塩液を滅菌カップに注ぎ準備します．

　VV-ECMO：veno-venous extracorporeal membrane oxygenation，大腿静脈から脱血し，内頸静脈で送血する体外式膜型人工肺

● **カニュレーション時の介助手順**

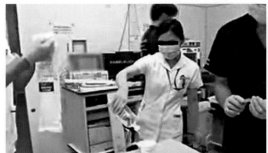

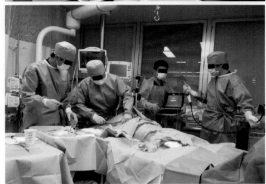

①医師が脱血カニューレと送血カニューレを挿入する.

> **その時介助は**
>
> 　超音波の準備をします. 血管穿刺用プローベにつける清潔なカバーを準備しましょう. 病室が狭い場合は, オーバーテーブルや超音波の配置が重要です. 医師がカニュレーションを施行しやすく, 物品も不潔にならないよう, 注意が必要です.

②**カニュレーションに難渋している.**

> **その時介助は**
>
> 　手技の流れを適宜観察して, 通常よりも時間を要して難渋している場合には, 難渋している理由を推察します. 医師は難渋していらだっている場合が多いので, うまくいなしながら対応しましょう. また, 難渋の原因によってはポータブルX線や造影剤, さらには非透視下での処置中であれば透視室の準備が必要になる場合もあります. 速やかに対応できるように, イメージトレーニングもしておきましょう.

③**血管損傷・出血（図4）**

> **その時介助は**
>
> 　明らかに出血している場合には, 通常は医師がその宣言をしながら出血性ショックへの対応を開始します. 通常の急変時と同様に人手を集めて, バイタルサインをチェックしつつ, 輸液, 輸血の準備や, さらなるライン確保のための中心静脈(CV)などの準備を急ぎます.

CV：central vein, 中心静脈

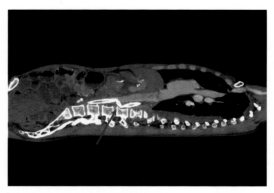

図4　カニューレの血管外逸脱

下大静脈内にあるべきカニューレが血管外に逸脱している.

④気胸の疑い

> **｜その時介助は**
>
> 　通常は，手技中の酸素飽和度の急激な低下や手技中の医師の様子で疑われます. しかし，もともとの酸素飽和度が低い状態であったため，その低下が助長されただけという可能性も捨てきれず，判断に苦慮する場合もあります. 至急で肺エコーやポータブルX線が施行できるよう準備をします. また，血圧低下という緊張性気胸を疑う所見も認めた場合には，速やかな胸腔穿刺，胸腔ドレナージが必要になるため，その準備も行います.

⑤カニューレなどを落とした

> **｜その時介助は**
>
> 　まれではありますが，カニューレや必要物品などを医師が下に落としてしまう場合もあります. 当然新しい物品を取り寄せたりし，また，台車の配置をさらに工夫して物品を落としにくい配置を検討します.

看護師の 👀

　ECMO装着は生命の危機におかれた患者に対して行われるため，患者や家族の精神的不安は非常に大きいです. 身体的問題だけでなく，患者・家族の心理的側面に対しても適切に介入する必要があります. ECMO装着を行う患者は，重症度・緊急度が高いです. また，ECMO装着の手技の難易度は高く，非常に侵襲的であるため，さまざまな合併症などのトラブルが生じる可能性があります. そのため，緊急事態に備えて日頃からトレーニングをつんでおく必要があります.

機器の操作方法や プライミング方法を身につけよう

POINT

- ☑ 機器のチェックすべきところを知っておきましょう.
- ☑ 機器の操作方法を確認しましょう.
- ☑ プライミング方法を知っておきましょう.

　ECMOの導入が決定したら，機器の準備や回路のプライミングを開始します．導入まで速やかに準備ができるよう，日常から機器・資材の点検整備やプライミング手順を確立させることが重要になります．

　機器の点検整備・準備などは臨床工学技士が担っていることが多いですが，安全なECMO管理をするために，ECMOにかかわるスタッフは機器の操作方法やプライミング方法について知っておくことが必要です．

AC電源ケーブルの接続

　ECMO装置の電源ケーブル3Pプラグが非常用AC100Vコンセントに接続されているかを確認します(**図1**)．接続が不十分な場合，バッテリー駆動をするためバッテリーが消耗し，機器が停止する可能性があります．

　充電が不十分な場合，停電発生時にバッテリーでの作動ができなくなる可能性があるため，未使用時もAC電源に接続して十分に充電しておくことが重要です．

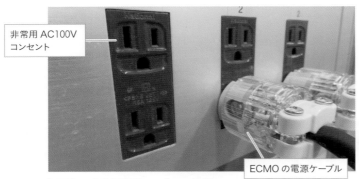

非常用AC100V
コンセント

ECMOの電源ケーブル

図1　AC電源ケーブルの接続

アラーム設定

ECMO管理時は流量や圧のアラーム設定を行います（**図2**）．開始時にしっかり設定しておくことで，何か異常が起きた際にすぐに気づくことができます．問題なく作動している場合は，装置のランプが緑色に点灯しています．自施設の呼吸ECMO時のアラーム設定の基本値を確認しておきましょう．また，病態やECMOの状況でアラーム設定値が変わりうるので，医師や臨床工学技士と情報を共有しておきましょう．

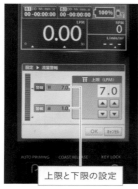 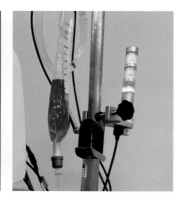

図2　アラーム設定

プライミング

機器の準備ができたら回路のプライミングをしていきます．遠心ポンプの裏側，人工肺，コネクター部に気泡が残存しやすいので注意が必要です．また，プライミング液が十分回路に充填されてから機器を作動させることでエア抜きが容易になります．

回転数の操作

テルモのSP-200の場合，モーター回転数を下げるときに意図せず血液が逆流することを防ぐため，あらかじめ設定された回転数（コースト回転数）を維持する機能が備わっています（**図3左**）．モーター回転数をコースト回転数以下に下げるには，確認操作をする必要があります（500〜2,000rpmの範囲）．

泉工医科工業のHCS-CFPの場合，回転数を操作すると2,000rpmで回転数指示値ランプの色が変化し，さらに音が鳴り報知されます（**図3右**）．基本的に回転数を2,000rpm以下に下げる場合は血液の逆流に注意が必要です（VV-ECMOの際は1,500rpm程度）．

✔動画を見てみよう！

プライミング方法1

プライミング方法2

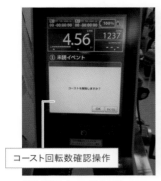

コースト回転数確認操作

SP-200（テルモ株式会社）

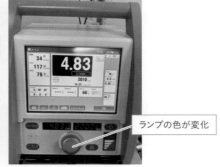

ランプの色が変化

HCS-CFP（泉工医科工業株式会社）

図3　回転数の操作

機器のトラブル（ポンプ停止時の対応）

　停電や搬送時のバッテリー切れ，ECMOコンソールの故障によりポンプが停止した場合は，原因が解明されるまでハンドクランクを使用して循環を維持します．そのため，ハンドクランクの使用方法を確認しておく必要があります．緊急時すぐに使用できるよう，常に近くに準備しておきます．

回路のクランプ操作

　患者と回路を隔離する際にチューブ鉗子で回路をクランプしますが，クランプする順番が重要です．

　遠心ポンプを使用する場合，送血側⇒脱血側の順番でクランプします．これは最初に脱血側（陰圧部分）をクランプすると，回路に陰圧がかかり微小気泡が発生（キャビテーション）してしまう可能性があるためです．鉗子をはずす際はクランプ時と逆で，脱血側⇒送血側の順番になります．

*

　わが国では法律上，看護師のECMO装置の操作が許されています．しかし，非常に責任の大きなアクションなので，各施設で「看護師がどこまでECMO装置の操作が可能か」という院内ルールを必ず決めておきましょう．

看護師の 👀

　機器は各社装置により操作方法が変わってきます．自施設で使用している機器の操作方法を確認しておくことは，ECMO管理をするうえで大切です．看護師による機器操作については，本文に記したように各施設でのルール決めが重要ですが，操作方法を知っておくことにより，管理中に何か起きた際の異変に気づくきっかけになると考えます．

参考文献
1）テルモ株式会社：キャピオックス®遠心ポンプコントローラーSP-200 取扱説明書．
2）泉工医科工業株式会社：メラ遠心血液ポンプシステムHCS-CFP 取扱説明書．

ECMO確立時の介助

P O I N T

☑ ECMO確立時は，ECMOの駆動（ポンプオン）前後で患者の状態が大きく変化するため注意が必要です．

カニュレーション終了からポンプオンまでの流れ

　患者側でカニュレーション，機械側でプライミングがともに終了した時点で回路が術者に清潔野で渡されます．回路長が不足している場合には延長用の回路チューブを追加します．送血・脱血側それぞれのカニューレと回路を空気が混入しないように接続（**図1**）し，クランプをすべて解除してからECMOを開始します（**図2**）．看護師はECMO開始時刻を記録に残します．

患者への対応（ECMO導入直後のバイタルサインの変化とその対応）

❶ 人工呼吸器の設定

　ECMOが問題なく確立すればECMOを開始し，酸素化の改善が確認できれば人工呼吸器をLung rest設定に変更します．ECMOと人工呼吸器の設定によって酸素化（SpO_2，PaO_2など）や脱炭酸ガス化（$EtCO_2$，$PaCO_2$など）は大きく変動するため，目標値をチームで共有し，調整します．

❷ 記録や採血の実施

　開始時には，ECMOの設定（血流量，回転数，Sweep gas流量），各種数値（回路内圧，脱血側のSvO_2など），バイタルサインをチェックし記録します．これ

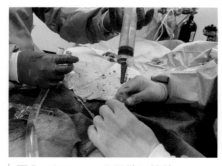

図1　カニューレと回路の接続

回路内に空気が混入しないように生理食塩水を満たしながら接続する．

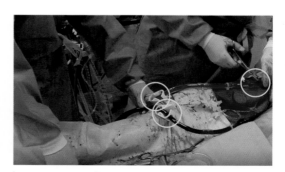

図2　クランプの解除

ポンプオン直前に術野と遠心ポンプ・人工肺側のクランプをすべて解除する．回転数を上げてもECMO血流量が一向に増えない場合は，どこかのクランプが解除されていない可能性がある．

表1　開始時のチェック項目（例）

時間	カニューレ挿入開始		**血液ガス**	pH
	カニューレ挿入終了			pO_2（mmHg）
	ECMO開始			pCO_2（mmHg）
ECMO	回転数（rpm）			HCO_3^-（mEq/L）
	血液流量（LPM）			SaO_2（%）
	酸素濃度（FdO_2/%）			乳酸（mmol/L）
	ガス流量（LPM）		**採血**	ヘモグロビン（g/dL）
	脱血圧（P1/mmHg）			血小板（万/μL）
	肺前圧（P2/mmHg）			APTT（秒）
	肺後圧（P3/mmHg）			PT-INR（%）
	ΔP（P2–P3/mmHg）			D-Dimer/FDP（μg/dL）
	$cSvO_2$（%）			AT（%）
	熱交換器設定温度（℃）			
バイタルサイン	血圧（mmHg）			
	脈拍（bpm）			
	SpO_2（%）			
	呼吸回数（/min）			
	意識レベル（GCS）			
	体温（℃）			

らがトラブルやバイタルサインの変化が生じたときの基準となり，対応時に役立ちます．また，同様に凝固系を含めた採血，血液ガス分析を行います（**表1**）．

❸ 血圧・血流量異常時の対応

　ECMO開始直後は，initial dropといわれる一時的な血圧低下を生じることがあります．多くは一過性で数十秒から数分以内に改善しますが，カルシウム製剤（カルチコール®）や昇圧薬を事前に準備し，必要に応じて静注します．また，ECMOの開始により冠血流が酸素化され，心機能の改善，心拍出量の増加により血圧が上昇するケースもあり，その場合は昇圧薬を漸減します．

　遷延する血圧低下や輸液をしなければECMOの血流量を維持できない場合は，カニューレ留置に伴う血管損傷や心損傷などが生じた可能性があります．エコーやCTでの原因検索を早急に行い，大量輸血や外科的止血術・TAEの準備を行います．

❹ サーキットチェック

　ECMOの開始直後はトラブルが起こりやすいタイミングの1つです．このため，サーキットチェック（p.34参照）を行う必要があります．ポンプオン直後はカニューレが固定されていなかったり（**図3**），結束バンドが用いられず回路の接続が甘かったりするので，カニューレの事故抜去などには注意しなければなりません．

　また回路がキンク（折れ曲がり）することや，ときに踏みつけられることも起

CT：computed tomography，コンピュータ断層撮影
TAE：transcatheter arterial embolization，経カテーテル動脈塞栓術

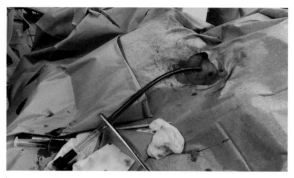

図3　挿入直後のカニューレ

挿入直後のカニューレはクランプのみで固定されておらず，事故抜去されやすい状態にある．

こりえます．術者は術野やモニターしか見えていないことがあるので，看護師が全体を俯瞰することで事故を未然に防ぎます．

❺ 脱血不良時の対応

ECMO開始直後は脱血不良が起こることがあります．カニューレ位置の不良やキンクのほか，循環血液量の不足や過剰な回転数・血液流量などが原因として考えられます．

このとき，脱血圧が低下するほかに，血液流量が不安定になることや回路がブルブルと震える（チャタリング）ことで視覚的に脱血不良を認知できることがあります．脱血不良の原因に応じてカニューレの位置調整や輸液・輸血を行います．

❻ リサーキュレーション時の対応

ECMO開始後も酸素化が改善しない場合の原因の1つとしてリサーキュレーションがあります．送血と脱血のいずれも血液の色調が赤いこと（p.43参照）や脱血側のSvO_2が高値であるときは，リサーキュレーションが増加していると考えられます．

カニューレの位置調整やECMOの血流量の減量などの対応となるので，徴候が見られた場合は医師に報告します．

Key word

リサーキュレーション

ECMO回路から患者へ送血された血液が，患者の体循環へ行かずに再度ECMO回路へ脱血されること．

看護師の 👀

ECMOの駆動の前後で患者の呼吸・循環動態は大きく変化します．またECMOの安定した安全な管理は，導入がうまくいったかどうかが肝になります．このためECMO導入時の看護師の注意深い観察とケアが必要です．導入の機会は多くはないので，日々のサーキットチェックなどのECMO管理やシミュレーショントレーニングのほうが重要です．

ECMO装着中のケア

POINT

☑ 安全にECMOが駆動しているか確認しましょう.

☑ ECMO装着患者に，安全に日常生活援助を提供します.

☑ ECMO離脱後の生活を踏まえた看護を提供します.

通常の管理

　ECMO装着患者の看護は，通常の看護に加えてさまざまなケアや観察が必要となります. 体位やカニューレの固定によってフロー低下や脱血不良が起こる可能性があるため，ベッドサイドモニターの確認に加え，ECMOモニター数値を確認しながら慎重にケアを行う必要があります.

❶サーキットチェック

　まず，ECMO駆動中，当院では看護師は4時間に1回チェックリスト(p.160, 付録①)に沿って点検を行います. 正確な点検を行うために，スタッフ2名によるダブルチェックで，カニューレ刺入部から機械，配管や配線まで一連の流れで確認します.

　ダブルチェックを行うことで正確なサーキットチェックを行うとともに，ECMOに慣れていないスタッフの指導にもつながり，教育の面でも役立っています.

　また，1時間ごとにフローや脱血圧，肺入口圧，肺後圧，刺入部出血や汚染の有無，人工肺や遠心ポンプの血栓有無，Wet lungや血漿リークの有無を確認してフローシートに入力します(**表1**). これにより，ECMOの経時的な変化を医師や臨床工学技士と共有することができます.

表1　フローシートの入力項目

① ECG
② ECMO Flow
③ P1
④ P2/P3
⑤ Δ P
⑥ cSvO$_2$
⑦熱交換器実測値
⑧人工肺血栓の有無
⑨遠心ポンプ血栓の有無
⑩回路内血栓の有無
⑪ Wet lungや血漿リークの有無

フローシートの入力項目
・脱血圧，肺入口圧，肺後圧
・刺入部出血や汚染の有無
・人工肺と遠心ポンプの血栓有無
・血漿リークや Wet lung の有無

抗凝固薬を使用するので，血液検査データや出血傾向に留意して観察しましょう

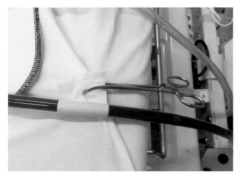

図1　ECMOカニューレの固定

体位変換終了後には再度ベッドに鉗子で固定し，カニューレが引っ張られていないか，床についていないか確認する．

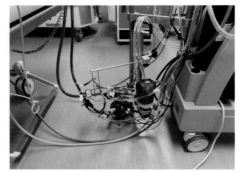

図2　床に近い回路

固定されていない回路は思いがけないところにあり，誤って踏んでしまったり，つまずく可能性がある．また，固定後も回路を低めに設置する場合があるため，管理中も注意する．

❷ECMO駆動中の管理

　ECMO駆動中は，回路内凝固を予防するために抗凝固薬を使用します．そのため，血液検査データや出血傾向に留意して患者の状態を観察します．

　ECMOを駆動している場合は，ECMOカニューレ，挿管チューブや気管切開チューブ，中心静脈カテーテル，動脈ライン，尿道留置カテーテルなど複数のデバイスが挿入されているため，固定テープを剥がす際に出血してしまう可能性があります．そのため，剥離剤を使用するなどして愛護的に処置を行う必要があります．

　また，カニューレ刺入部からの出血がある場合は，血液汚染されたまま放置すると感染のリスクが高くなるため，適宜，包帯交換を行い，清潔を保つようにします．止血が得られない場合には医師と相談し，刺入部を縫縮する，止血作用のあるドレッシング材を使用する，抗凝固薬の投与量を調整するなどの対応が必要となることもあります．

❸体位変換：褥瘡予防

　褥瘡発生予防としては，通常2〜3時間ごとの体位変換を行いますが，ECMO駆動中の患者においては，前述したとおり，少しの体の向きにより血流が変化したり，カニューレが血管壁にあたることで脱血不良が発生し，ECMOが正常に駆動せず患者の生命に危険を及ぼす可能性があります．

　そのため，SpO_2や血圧の低下がないか，ECMOフローや脱血圧に変化がないか，ECMOからの異音やカニューレの振動がないかを確認しながら行います．

　また，ECMOカニューレは長いためベッドに鉗子で固定していますが，体位変換を行う際は，カニューレが引っ張られないよう鉗子をはずして行います．体位変換終了後には，再度ベッドに鉗子で固定し，カニューレが引っ張られていないか，床についていないか確認します（**図1**，**図2**）．

　除圧には滑りのよいグローブを使用し，後頭部，肩甲骨や仙骨部，踵部などの褥瘡好発部位を中心に身体全体の除圧を行います（**図3**）．また，エアマットを使用し，体圧分散をはかることも有効です．

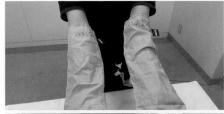

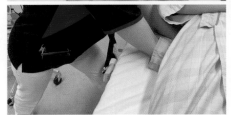

図3　除圧による褥瘡予防
滑りのよいグローブを使用し，褥瘡好発部位を中心に除圧する.

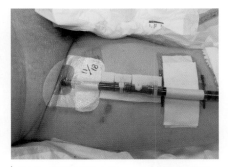

図4　ECMOカニューレの縫合固定
カニューレ接続部分には，褥瘡を予防するためクッション材を挿入して固定する.

　ECMOでは太いカニューレを挿入するため，その位置がずれないようしっかりと身体に縫合固定します. そのため，カニューレ固定位置に褥瘡発生の可能性があります. 主にカニューレ接続部分に生じやすいため，その部分が身体に直接触れないようクッション材を挿入して固定し，褥瘡を予防します（**図4**）.

❹ ヘッドアップでなく傾斜（図5）

　通常の人工呼吸器装着患者は，30°以上のヘッドアップを行うことで呼吸状態改善や人工呼吸器関連イベント（VAE）予防のためによいとされています. しかし，ECMOを使用する際は，鼠径部からカニューレを挿入することが多く，ヘッドアップにより鼠径部のカニューレが屈曲してしまう可能性があるため，ベッドに傾斜をつけることが望ましいです.

❺ 鎮静薬の調整と廃用症候群予防

　ECMO駆動中の患者は，自己体動によるカニューレ屈曲や脱血不良の予防，心臓や肺の保護のため，多くの場合は鎮静薬を使用します. したがって，鎮静状態や患者の苦痛がないかを確認し，日々医師と鎮静深度を検討したうえで，薬剤調整を行う必要があります.

　自己体動がない場合は，他動運動によるリハビリテーション（**図6**）を行い廃用症候群予防に努めますが，患者の状態や意識レベルを確認したうえで，可能な場合は，鎮静を浅くしてawake ECMO（覚醒下ECMO）に切り替えることも可能です. これにより自動運動を促してリハビリテーションを行ったり，食事摂取することも可能となります.

❻ 苦痛の緩和

　患者は自己体動が制限されることや，臥床時間が長いことで苦痛も大きくなるため，必要時は精神科医や臨床心理士の介入を求め，患者の苦痛緩和や精神

VAE：ventilator associated event：人工呼吸器関連イベント

●人工呼吸器装着患者

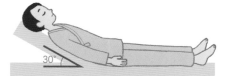

●ECMO 装着患者

逆トレンデレンブルグ体位

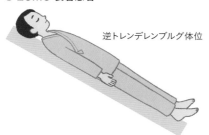

図5　ヘッドアップでなく傾斜

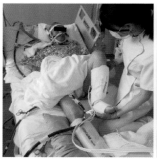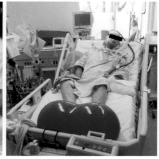

図6　リハビリテーション・拘縮予防

的安寧の確保に努めることも必要となります.

　患者だけでなく，家族の精神的な負担が大きくなることも考慮しなければなりません．重篤な患者状態への不安に加え，ベッドサイドの複数の機械を見た家族がショックを受けることも多くあるため，家族の想いを傾聴し，寄り添うことが大切になります.

トラブル時の対応

　ECMO駆動時の最大のトラブルは，駆動停止してしまうことです.

　その際の対応として，まず第一に応援を要請することです．異常を感じた場合にはすぐに応援を要請し，複数人で対応する必要があります．その間にECMOによる呼吸・循環サポートが失われているため，人工呼吸器によるサポートを最大限に変更したり，昇圧薬の投与量を変更する必要があります.

　人が集まったら，ECMOをハンドクランクに切り替えます．切り替えた後，サーキットチェックを行い，駆動停止した原因を探し，改善に努めます．この対応には，医師と看護師，臨床工学技士による連携が必要となります.

　そのため，シミュレーション・トレーニング(p.59)を行うことで，緊急時の対応を学び，もしもの場合に備えておくことも重要です.

家族には，可能なかぎりベッドサイドで面会してもらいましょう

駆動停止したらすぐに応援を要請し，ハンドクランクに切り替えて原因を探りましょう

看護師の 👀

　ECMOを装着した患者は循環動態が不安定であることに加え，病室には多くの機械があるため，安全に留意して看護を行う必要があります．そのなかで，ECMOが正確に駆動しているかを確認しながら，患者に必要な看護を提供していきます.

　また，看護師はECMO駆動中のみではなく，ECMO離脱後の患者の生活も考慮し，リハビリテーションや褥瘡予防，家族支援を行っていくことが大切です.

ECMOスペシャリスト

■ ECMOスペシャリストとは

　ECMOスペシャリストとは,ELSOガイドラインでは「ECMOの訓練を受けた医師の監督下において，ECMOシステムやECMO患者の臨床的ニーズを管理するために訓練されたテクニカルスペシャリスト」と定義されています.

　ECMOスペシャリストには，ECMO管理等における流れのなかで，1：1または1：2での対応での濃厚な処置が要求されます.ECMOスペシャリストとしては，正看護師，呼吸療法士，認定体外循環技士，医師などの職種が認定される場合が多いです.また，どのような職種であろうが，集中治療領域でのバックグラウンドをもち，理想としては1年以上の新生児・小児・循環器・成人の集中治療室での業務経験があることが望ましいとされています.

■ 欧米でのECMOスペシャリストの業務

　欧米でのECMOスペシャリストの業務としては,適切な循環サポートの維持,機器のトラブルシューティング,サーキットチェック,ECMOのトラブルシューティングとしての初期対応の遂行などがあげられます.つまり,ECMOスペシャリストとは,わが国においては少数ですが,ECMOナースと臨床工学技士を足して2で割ったような立場となります.

■ わが国のECMOスペシャリスト（ECMOナース）の現状

　わが国ではそもそも，このECMOスペシャリスト等の大元となるようなECMOプログラム自体が大部分の施設で構築されておらず，現実的にはECMOスペシャリスト，およびその資格を得る可能性が高いECMOナースという言葉はまだまだ机上の空論という位置づけと言わざるを得ません.

　もちろん，呼吸ECMOのハイボリュームセンター等のなかにはECMOナースと呼ぶにふさわしい人材が存在することは事実です.今後，各施設が医師，臨床工学技士，また施設としてのECMOプログラムを正式に構築していくなかで，ECMOスペシャリスト，ECMOナースという立場の職種が実際に存在していくことになろうかと思われます.

■ わが国のECMOナース養成，教育システム構築のための今後の課題

　現状ではELSOが定義していて，欧米で活動しているようなECMOスペシャリスト（ECMOナース）はわが国での養成は無理であり，各施設でECMOチームを構築して，そのコアメンバーとしてある一定の経験，知識等がある

重症ユニットの看護師をECMOナースと定義せざるを得ない状況です．各施設で，ECMO，とくに呼吸ECMO管理に真剣に立ち向かうことを決断した施設では，まずはECMOチームを立ち上げることがスタートとなります．

「わが国でのECMOナース」をどのようなものとするかは，まさにこれから議論，実践していく段階であり，そのような意味でもわが国のECMOスペシャリストのパイオニアであるピーターソン由紀先生には別項で，ECMOスペシャリスト，ECMOナースのミシガン大学における現況，プログラムに関するご紹介をお願いしています．

ECMOに関する各国の体制，システムによってもECMOナースの立ち位置が異なることは当然であり，わが国にはわが国に合ったECMOナースの養成や養成システムの構築が必要になろうかと思います．わが国ではまだまだ不十分なこの分野の発展をピーターソン由紀先生にも担っていただく必要があるのではと感じています．呼吸ECMOへの取り組みを始めている各施設の医師の皆様はこのECMOナースの養成までには手が回っていないのが実情と思われます．

前述のELSOにおけるECMOスペシャリストの業務も，そのサポートを各患者担当のICUナースがしっかりと行うことが推奨されています．そのような観点から，わが国のECMOナースの養成の流れとしては，医師がECMOスペシャリスト的な立場でECMOチームのコアメンバーである看護師への教育を数年間進めていき，その流れのなかで看護師からECMOスペシャリストを育て上げる，ことが現実的に思えます．

このような考えも含めて，呼吸ECMO管理に携わる施設の看護師の皆様にはわが国に見合ったECMOナースの養成，教育システム，ラダーの確立をお願いできればと期待しております．

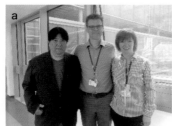
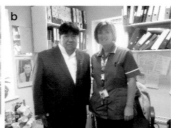
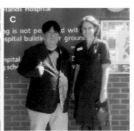

写真1　英国のECMOスペシャリストと筆者
a：セントトーマス病院（英国）のECMOスペシャリスト Kathleen J.R. Daly（写真右端）
b：グリーンフィールド総合病院（英国）のECMOスペシャリスト Gail Faulkner
c：パップワース病院（英国）のECMOスペシャリスト Jo-Anne Fowles

引用・参考文献
1）Daly KJR, et al：An international survey：the role of specialist nurses in adult respiratory extracorporeal membrane oxygenation. Nurs Crit Care, 22（5）：305-311, 2017.
2）Daly KJR：The role of the ECMO specialist nurse. Qatar Med J, 4th Annual ELSO-SWAC Conference Proceedings, 2017（1）：54, 2017.
　　http://dx.doi.org/10.5339/qmj.2017.swacelso.54（2021年8月24日閲覧）

第 2 章

管理

管理目標値の共有

ECMOの管理

　ECMOを管理するうえでもっとも重要なことは，トラブルなく安全にECMOを離脱へと導くことです．そのためには，ECMOのパラメーターを時系列でモニタリングし，トラブルの予兆に目を光らせることが大切です．また，患者パラメーターの設定も通常の集中治療とは異なる部分があり，注意が必要です．

ECMOの管理目標値・アラーム設定

　VV-ECMOを管理するうえで必須のパラメーターとして，ECMO流量・回転数，Sweep gas流量・酸素濃度，熱交換器の設定・実測値，回路内圧，脱血側混合静脈血酸素飽和度($cSvO_2$)があげられます．

　各々の目標値とアラーム設定の例を**表1**に示します．これらのパラメーターの目標値やアラーム値は，患者の病態やECMO管理のフェーズ(導入直後なのか，離脱トライアル中なのか)，ECMO装置によって異なります．各パラメーターをモニターしている様子を**図1**に示します．

表1　目標値とアラーム設定の例

パラメーター		目標値	アラーム値	
			下限	上限
ECMO 流量		BSA×2.0 ～ 2.4	2	7
遠心ポンプ回転数				
熱交換器設定 (℃)		36.5 ～ 37.0	35.0	38.0
回路内圧 (mmHg)	P1	>－50	－50	0
	P2	< 300	0	300
	P3	< 250	0	250
$cSvO_2$ (%)		65 ～ 75	60	80

VV-ECMO：veno-venous extracorporeal membrane oxygenation，大腿静脈から脱血し，内頸静脈で送血する体外式膜型人工肺
BSA：body surface area，体表面積

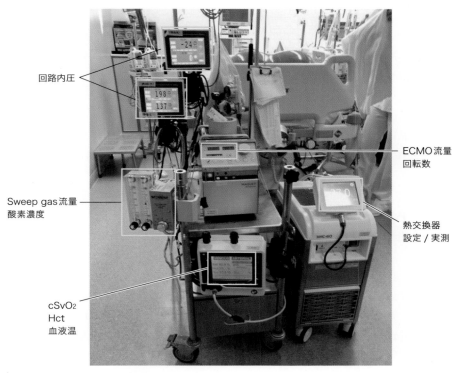

回路内圧

Sweep gas流量
酸素濃度

ECMO流量
回転数

熱交換器
設定 / 実測

cSvO2
Hct
血液温

図1　パラメーターの表示

❶ECMO流量・回転数

ECMO流量は，患者の理想体重から算出した体表面積(BSA) ×2.0〜2.4 LPM(liter per minute)を目標とします．たとえば，身長175cm，体重80kgの患者は，BSAが1.95(m²)になります．したがって，目標LPMは1.95×2.2＝4.29となります．遠心ポンプ回転数はとくに設定値はありませんが，回転数は遠心ポンプ径が大きいほど低回転で高い流量を生み出すことが可能となります．

❷Sweep gas流量・酸素濃度

Sweep gas流量は，血液ガス検査所見を見て調整します．ECMO導入時には，ECMO流量に対して1：1を一つの目安として，ゆっくりとSweep gasを増やしていきます．

新規の人工肺はCO_2除去能に優れるため，Sweep gasを急激に高流量にすると，血中CO_2濃度が急激に低下し，脳出血を助長することがあるため注意が必要です．FiO_2(吸入中酸素濃度)は，離脱トライアルを開始するまでは1.0を維持することが一般的です．

❸熱交換器の設定

ECMO回路は外気に接している範囲が広いため，熱交換器を装着しない状態では徐々に体温が低下していきます．体温の低下は酸素需要を抑えるというメ

リットがある一方で，出血傾向を助長します．

ECMO管理は出血や感染症といった合併症との闘いです．そのため，ECMO管理中は熱交換器を用いることで体温を維持します．熱交換器の温度設定に明確な決まりはありませんが，一般的に36.5～37.0℃を目標とします．

❹ 回路内圧

回路内圧はECMO装置のバイタルサインといっても過言ではありません．ECMOトラブルが生じた際には，必ずこの回路内圧を併せて評価すると原因検索に役立ちます．

回路内圧は脱血圧(P1)，肺前圧(P2)，肺後圧(P3)に加えて，ガス流量圧(P4)があります．P1～3は血液回路内の圧をモニタリングしますが，P4は人工肺に接続される酸素ガスチューブ内の圧をモニタリングします．

❺ cSvO2

脱血側の血中酸素飽和度を測定することで，リサーキュレーションや末梢酸素需要などを推測することが可能です．cSvO2が低値で推移し，末梢のSpO2低値や乳酸値の上昇が見られる場合には，末梢酸素需要に対して人工肺の酸素供給量が不足していることが示唆されます．一方で，cSvO2が異常高値の場合には，送血流が脱血側へと過剰にリサーキュレーションしていることが示唆されます．

```
■ 患者の管理
●Hb
●血小板
●APTT
●目標SpO2の徹底
```

患者の管理目標値

ECMO管理中に注意すべき患者パラメーターとして，輸血の指標(Hb，Plt，Fibrinogen，AT-Ⅲ)，抗凝固薬の指標(ACT，APTT)，そしてバイタルサインとしてSpO2の値があげられます(**表2**)．

❶ 輸血の指標

ECMO管理中は，ECMO回路内を血液が流れることによって，血球成分の破損や血栓形成などが生じます．回路内に血栓が生じると，血小板や凝固因子(Fibrinogenは凝固因子の一つ)は消耗性に低下します．ECMO患者は1日あたりHb 0.2～0.4mg/dL低下するとされ，ECMO管理中の輸血は必須とな

Hb：hemoglobin，ヘモグロビン
Plt：platelet，血小板
AT-Ⅲ：anti-thrombin-Ⅲ，アンチトロンビンⅢ
ACT：activated clotting time，活性化凝固時間
APTT：activated partial thromboplastin time，活性化トロンボプラスチン時間

表2　患者パラメーターの設定と測定頻度

パラメーター	目標値	測定頻度
Hb	＞8〜12g/dL	
Plt	＞50,000/μL	
Fibrinogen	＞150 mg/dL	
AT-Ⅲ	＞70 %	6時間ごと
ACT	180〜220秒	
APTT	1.5〜2.5倍	
SpO2	＞75〜85 %	

ります．患者ごとに輸血トリガーを設定しましょう．Hbは患者ごとに目標値が異なりますが，トリガーの一つの目安を**表2**に提示します．

❷ 抗凝固薬の指標

　ECMO管理中は，抗凝固薬の持続投与が必須となります．わが国では，未分画ヘパリンの持続投与が一般的です．教科書的にはACTを180〜220秒に管理するとされていますが，ACTはHbやPlt，Fibrinogen，血液温により左右されやすく，また測定者によって測定誤差が大きいといった問題点が挙げられます．そのため，APTTを指標とし，基準値の1.5〜2.5倍を目標に管理している施設が多いです．ACT/APTTの過延長は予期しない出血合併症を発症することがあるため，当院では最低でも6時間に1回測定し抗凝固薬の投与量を調整しています．

❸ SpO2

　ECMO管理中の患者がSpO2 78％であったら，あなたはびっくりしますか？ECMO管理中はSpO2低値でも許容することがあります．この理由は，ECMO管理中の酸素需給バランス（酸素供給と酸素消費のバランス）を考慮した際に，そこまで高いSpO2を必要としないことがしばしばあるためです．

看護師の 👀

　管理目標値やアラーム値の設定，共有はECMOの安全な管理に必須のものです．ECMOナースは，患者ごとにきちんと設定されているか確認をしましょう．

経過表 / チェック項目

POINT

- ☑ ECMO管理では時系列の変化を捉えることが重要です.
- ☑ スタッフで話し合い, 施設ごとに適したチェックリストを設けましょう.

ECMOの時系列記録ツール

　当院ではECMOの時系列記録のために, 2つのツールを使用しています. 1つはベッドサイドに常設する紙ベースのチェックリスト(**図1**), 1つは生体情報管理システムであるPrime Gaia(日本光電)です.

❶ チェックリスト

　当院では**図2**のように常にECMO装置に設置されており, こちらの表を用いてECMO装置の時系列変化を記録しています.

　チェックリストには血液回路の評価, パラメーターの評価, 配線・配管の接続, 補助デバイスの確認, 臨床工学技士のみチェックする項目の大きく5つに分かれています(**図3**). とくに, パラメーターの評価はECMOの各パラメーターの実測値を記載する項目になります.

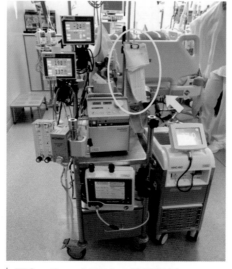

図2　チェックリストの設置場所

ECMO安全点検チェックリスト

No.

ID:
氏名:
年齢:　　歳　♂　♀　　　体重:　　Kg　BSA:　　m²
身長:　　cm　BSA:

Configuration	:VV / VA / VAV
装置	:テルモ / ROTAFLOW / CARDIOHELP / 治験
脱血部位	:R-jugular / RFV / LFV　　送血部位 :R-jugular / RFV / LFV
脱血カニューラ	送血カニューラ
アラーム設定	血液流量（下限1LPM，上限7LPM）
	回路内圧 P1（下限-80mmHg），P2（上限300mmHg），P3（上限250mmHg），P4（下限5mmHg）
予備回路	予備回路の種類，場所，準備時間の把握

| | | 日付 |
		時間
	血液の色調	脱送血側／色調差がある（脱血：黒，送血：赤）
	刺入部	出血／汚染はない
		マーキングしズレはない
		カニューラは適切に固定されている
	回路／チューブ	チューブが地面に触れず，屈曲なく固定されている
		接続部はタイガンで固定され，緩みはない
脱血→送血側	側枝	血栓／フィブリン塊はない
	生食ライン	三活にテーブル巻かれている
		樹子でクランプされている
		クレンメ・三活はオフになっている
	ポンプ	血栓／フィブリン塊はない
		異音はしない
	人工肺	血栓／フィブリン塊はない
		Wet lungや血漿リークはない
モニター／コンソール		回転数(rpm)
		血液流量(LPM)
		酸素流量(FdO₂)／ガス流量(LPM)
		酸素濃度(℃)(実測／設定)
		熱交温度(℃)(実測／設定)
	実測	脱血圧(P1)
		肺入口圧(P2)／肺出口圧(P3)
		ΔP(P2-P3)
		ガス圧(P4)
		cSvO₂
配線・配管		電源は商用電源使用である（緑）
		酸素・圧縮空気の配管の接続は適切である
		ガスチューブの接続は適切である
		熱交換器の電源は接続されている
緊急時デバイス		ハンドクランクは送血の位置に配置されている
CEのみ		O₂フラッシュ／10Lで1分間実施
		ACT
備考		
サイン		
サイン		

東京都立多摩総合医療センター ECMO Team

図1　チェックリスト

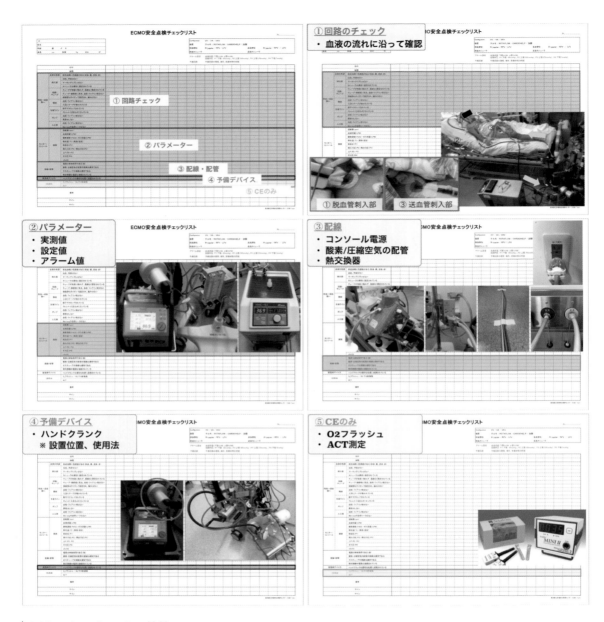

図3 チェックリストの特性

左上：構成ごとに項目を設定　　右上：回路チェック
左中：パラメーターの評価　　　右中：配線・配管
左下：予備デバイスの確認　　　右下：臨床工学技士実施

❷ Prime Gaia

　チェックリストにあるモニター／コンソール（＝ECMOパラメーター）と同じ入力内容とし，1時間ごとに入力しています（**図4**）．

　当院では一部の項目は手入力となっていますが，補助ツールを導入することで，これらのECMOパラメーターが自動的に記録され，手間を省くことが可能となります．管理の簡便化につながることから，そうした資材の導入は検討してもよいかもしれません．

経過表／チェック項目

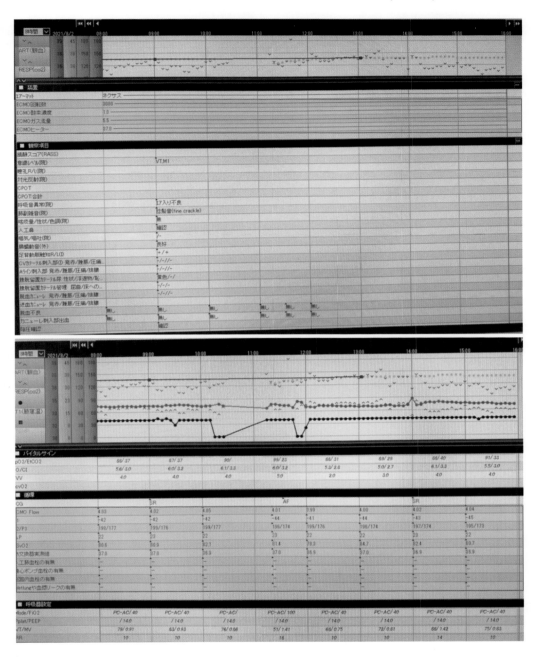

図4　GAIAによる時系列記録

看護師の 👀

　ECMOナースは、定期的にチェックリストを用いた評価を行い，常にECMOの異常なサインにアンテナを張っておくことが，トラブル予防につながります（具体的なチェック方法は次項の「サーキットチェック」参照）．

サーキットチェック

- ☑ サーキットチェックは「ECMOの診察」に他なりません.
- ☑ 多職種で実施する文化を構築しましょう.

ECMO診察（サーキットチェック）

　ECMO管理中は，患者の診察や評価を行うとともに，ECMO回路の評価も行う必要があります．サーキットチェックとは，ECMOが正常に駆動しているかどうかを評価するために，ECMO装置を隈なく確認する作業を指します．言い換えれば，サーキットチェックはECMO診察といえます．当院では必ず2人1組で実施するようにしています．

　第4章でECMOトラブル時の対応について触れますが，ECMOトラブルが生じた際には，ECMO装置と患者を分離して各々を確認します．この際にもサーキットチェックは重要な役割を果たします．

チェックリストの評価

　サーキットチェックの1例として，当院の手法を紹介します．チェックリスト（前項p.31参照）に準じて，上から順に評価を行います.

❶回路チェック

　血液が流れる回路の確認を行う際には，懐中電灯やペンライトを用いると血栓の確認が容易になるので，昼間でも使用するようにしましょう（**図1**）.

1　回路の色調差

　脱血側と送血側の色調差を確認します（p.43「カニューレの色調チェック」参照）．人工肺で酸素を付加するため，通常，脱血側は黒色調，送血側は赤色調であることが確認できます.

2　脱血側から送血側へと血液の流れに沿って，以下の手順で確認

●刺入部，カニューレ位置

　脱血カニューレの刺入部を確認し，出血や汚染，感染徴候がないかを観察します．観察しやすいよう，刺入部は透明なドレープで覆う（**図2**）ことが推奨されます．また，マーキングをしておくことで，カニューレの位置がずれていないかが確認できます（**図2**）.

●脱血側回路

　回路内に血栓やフィブリン塊がないかをペンライトを当てながら確認します.

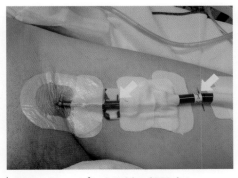

図2　ドレープによる刺入部固定と　マーキング

矢印：マーキング部位

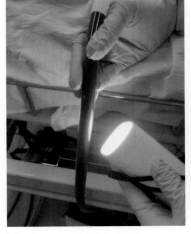

図1　ペンライトの使用

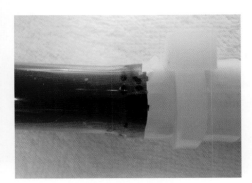

図3　コネクター部分の血栓

血栓形成の頻度は意外と高く，じっくり見るとしばしば認める（矢印）.

チューブ同士を接続するコネクター部分や側枝は血栓の好発部位（**図3**）ですので，注意深く観察する必要があります．とくに側枝は血栓が回路内に糸状に延伸することがあるので，注意が必要です．また，気泡や破損がないかどうかについても併せて確認します.

● 遠心ポンプ

　遠心ポンプは，「見て，聞いて，感じて」確認します．遠心ポンプの軸部分は血栓が生じやすく（**図4**），増大すると異音が生じます．遠心ポンプがきちんと装着されていない場合や破損した場合にも異音が聴取されることがあります（p.46「ポンプを見て，聞いて，感じて」参照）.

● 人工肺

　人工肺の血栓は適切な抗凝固療法を実施していても必ず生じます．大切なのは，血栓の拡大を時系列で評価することです．**図5**のようにマーキングを行うことで評価が容易になります（p.40「人工肺の血栓」参照）.

　また，ガス出口部に水滴や泡が付着している場合には，Wet lungとよばれる血液温と気相温の温度差による結露，あるいは膜劣化による血漿成分がガス層へ漏れ出る血漿リーク（**図6**）が生じています．前者はO_2フラッシュを行うことで改善しますが，後者は回路交換が必要です．Wet lungと血漿リーク，テ

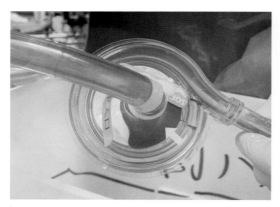

図4　遠心ポンプ内血栓

べったりとした血栓が残存.

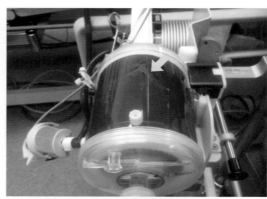

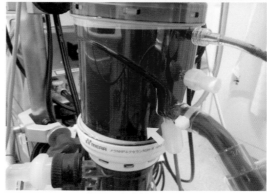

図5　人工肺血栓のマーキング

上：白色血栓　　下：赤色血栓

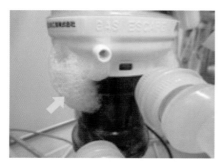

図6　Wet lung

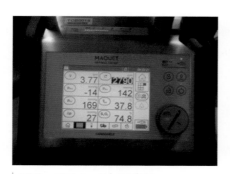

図7　パラメーターの確認

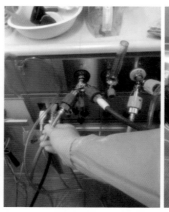

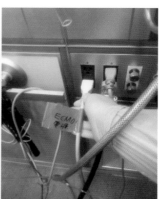

図8　電源コンセントの接続

ステープを用いて蛋白成分が検出されるか否かで判別が可能です.

● 送血側

脱血側と同様に確認します.

❷ パラメーターの評価

ECMO流量・遠心ポンプ回転数，Sweep gas流量・酸素濃度，熱交換器の設

　cSvO₂：circuit SvO₂，脱血側混合静脈血酸素飽和度

定温度・水槽温・血液温，回路内圧，脱血側混合静脈血酸素飽和度($cSvO_2$)をチェックリストに準じて確認します（**図7**）．前項p.26「管理目標値の共有」で解説したように，時系列での評価が重要になります．

❸ 配線・配管

ECMOコンソール，熱交換器の電源接続を確認します．ECMOコンソールは使用電力が大きいため，コンセントは単独使用が望ましく，必ず停電時も電力供給可能なコンセントへ接続しましょう．ガス配管は，酸素と圧縮空気のガスチューブが人工肺まで緩みなく接続されていることを確認します（**図8**）．

❹ 緊急時デバイス

ECMOが緊急停止した際にはハンドクランクを使用することがあり，設置場所や使用方法を共有しておく必要があります（**図9**）．

❺ 臨床工学技士のみ実施

当院ではO_2フラッシュ，ECMO回路からの採血は，臨床工学技士以外は実施できないこととしており，独立したチェック項目を設けています．

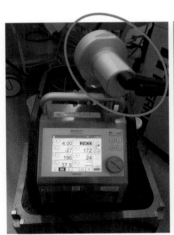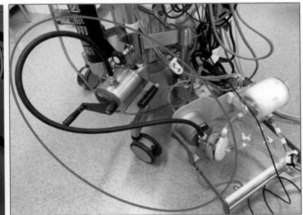

図9 ハンドクランクの設置位置と装着方法

左：Cardiohelp 右：CAPIOX

看護師の 👀

　サーキットチェックはECMO管理におけるもっとも基本的な管理になります．これを実施することで，ECMOの構成を理解するのにも大いに役立ちます．まさに「サーキットチェックを制するものはECMOを制す」です．

チェックリスト

　チェックリストは必要な情報を余さず抽出できるとともに，情報過多にならないように配慮する必要があります．本項では，チェックリストを作成するポイントについて概説します．

チェック項目の吟味

　前項でECMOを管理する際に，どういった項目を確認すべきかについて触れました．当院ではこれらのチェック項目が1シートにすべて記載できるようにしています（**図1**，p.160，付録①参照）．また，一連の流れで確認できるよう構成ごとにチェック項目をまとめています．

　情報が過多になると見にくいですし，逆に簡潔にし過ぎると不足項目が生じたり，人によってチェック項目の解釈に誤差が出る可能性が生じます．そのため，項目ごとに何を確認するのか，ひと目でわかるよう配慮する必要があります．当院では目安として3分程度で全項目のチェックが完了できるボリュームにしています．

多職種で作成

　サーキットチェックは看護師のみで実施するのではなく，医師，臨床工学技士も含めた多職種での実施が推奨されます．そのため，1職種のみで作成するのではなく，多職種で内容を吟味しましょう．

　当院では，臨床工学技士のみがチェックする項目が存在しますが，これらは施設の体制や考え方によって異なるはずです．どのようなチェックリストにするのがよいのか，各施設でじっくりと内容を吟味してみてください．

定期的にブラッシュアップする

　作成したチェックリストは数か月運用した後に，変更の必要があるか吟味しましょう．当院では，ECMOプロジェクトチームとよばれる看護師，医師（救命救急センター，循環器内科，心臓血管外科），臨床工学技士，リハビリテーション科，褥瘡対策チーム，庶務課からなる多職種チームがあります．サーキッ

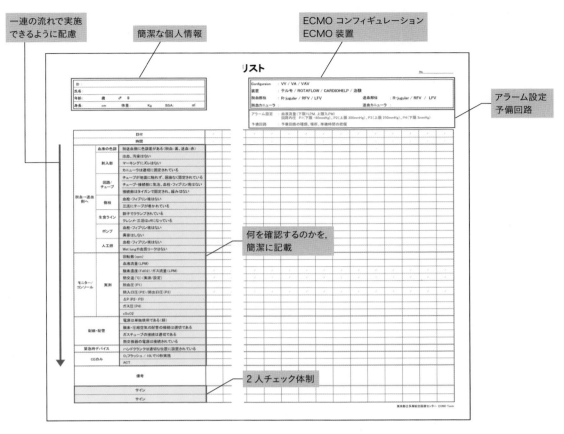

図1　チェックリスト

トチェックについては，看護師，医師，臨床工学技士の代表が，あらかじめ会
議前に各職種の意見を吸い上げ，会議の場で話し合ったうえで，必要があれば
見直しを行っています．

看護師の 👀

　多職種チームで使用するものであるため，各々の意見を尊重したチェックリスト作りが重要
となります．項目は多すぎず少なすぎず，また各職種の要望が反映されたものが理想的です．

人工肺の血栓

POINT

- ☑ 人工肺の血栓はガス交換能の低下をきたします．人工肺の血栓化が高度になるとその機能が失われ，生命維持が難しくなります．

- ☑ ECMO管理中に膜交換を要する割合は29％といわれており[1]，人工肺の血栓化がどの程度進行しているかはECMOを安全に管理するうえで注意してみていく項目の1つです．

- ☑ 血栓は暗赤色や白色に見えます（図1）．また，人工肺は中空糸からできているため，糸の方向に沿って血栓ができやすい傾向にあります．

見た目以外に観察する項目

❶ΔP値が上昇してきていないか

　人工肺に血栓ができると上流のP1（脱血圧），P2（肺前圧）が上昇し，下流のP3（肺後圧）が低下します．つまり，ΔP（=P2−P3）は血栓が増大するとともに，この値が徐々に大きくなります．

　※P1〜3の圧については，p.26「管理目標値の共有」を参照．

❷D-ダイマーの値が上昇してきていないか

　凝固系の指標であるD-ダイマーは，人工肺の血栓化を示唆する所見の1つです．交換を要するほどの人工肺の血栓が生じる数日前から，D-ダイマーが高濃度で持続するといわれています[2]．ただし，深部静脈血栓症や肺塞栓症などの疾患と鑑別が必要です．

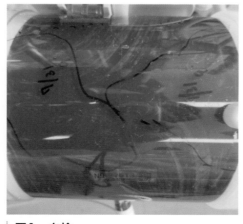

図1　血栓

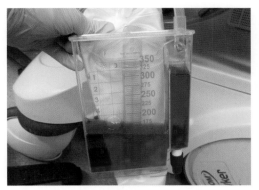

図2　ヘモグロビン尿

❸ 人工肺後の送血側の血液ガス

　人工肺の血栓化が進んでくるとガス交換能が低下するため，人工肺後の血液ガスをとるとPO_2の低下，PCO_2の上昇を認めます．人工肺後の回路は高圧であり，採血には注意を要するため，当院では臨床工学技士が採血することになっています．血栓の早期発見の指標というよりは，どの程度血栓化が高度か，人工肺の交換が必要なのかを確認するときに見ます．

溶血

　溶血は，回路内の血栓やP1が過度にマイナスな場合などに生じやすく，尿がワインレッド色(すなわちヘモグロビン尿)に染まることで発見されます．採血ではAST，LDH，カリウムの値が上昇します．

　腎機能障害や輸血量の増加につながるため，原因の除去とハプトグロビン投与によるヘモグロビン尿(**図2**)の改善が必要となります．

管理の実際

❶ 血栓の確認

　血栓は明るくすると見やすいため，当院ではECMO1台ごとに1つずつ懐中電灯を設置して，サーキットチェックの際はライトで回路を照らして血栓の確認を行います．

　脱血側のカニューレから順々に血栓がないか確認し，人工肺の観察の際には入口部に注意しつつ，満遍なく血栓がないか確認します．

　血栓を確認したらペンでマーキングします．元々確認されている血栓は増大傾向にないか確認します．増大している場合はマーキングを追加します．

❷ ΔP値の確認

　ΔP値を記載し(実際には血栓以外の観察項目も多いのでチェックリストを埋める一環で行って十分です)，その値が大きくなっていないか確認しましょう．

❸ ヘモグロビン尿の確認

　尿が赤くなってきていないかも常にチェックします．ヘモグロビン尿であれば回路の圧や血栓に再度注目しましょう．ハプトグロビンはヘモグロビン尿がなくなるまで投与します．色調の変化を注意して観察しましょう．

　なお，ハプトグロビンは血液製剤なので，輸血と同様の同意書が必要になります．看護師目線で，その抜けがないかも確認しましょう．

❹ その他

　肉眼的に血栓が増大傾向にあるときや，ΔP値が上昇傾向にあるときは医師に報告しましょう．経時的変化を客観的にみて評価するためには，写真を撮影して記録に残すことが重要です．そして，膜後の血液ガスも加味しつつ，回路交換ないし人工肺交換を検討しましょう．

看護師の 👀

　　人工肺の血栓は，見た目，ΔP，D-ダイマーなどを評価の指標にします．またこれらの指標を継続的に評価しましょう．尿が赤くなり始めたら医師に報告します．圧の目標やハプトグロビン投与の確認も必要です．

引用・参考文献
1) Zangrillo A, et al：A meta-analysis of complications and mortality of extracorporeal membrane oxygenation．Critical Care and Resuscitation，15(3)：172-178，2013．
2) Dornia C, et al：D-dimers Are a Predictor of Clot Volume Inside Membrane Oxygenators During Extracorporeal Membrane Oxygenation．Artificial Organs，39(9)：782-787，2015．

カニューレの色調チェック

POINT

- ☑ 正常な状態は脱血が暗く（赤黒く），送血が明るい（赤い）色調です．

- ☑ 脱血と送血が同じ色調の場合，すなわち両方とも暗い，もしくは両方とも明るい場合は異常です．

- ☑ 脱血と送血が両方とも明るい場合，リサーキュレーション（再循環）率が高く，ECMOが有効に働いていない可能性があります．カニューレの位置異常などの問題がないか早急に検索します．

　カニューレの色調の正常な状態，異常な状態とその病態について，また，キーワードとなるリサーキュレーション率について説明します．

正常な状態：カニューレの色調が違う

　正常な状態は脱血が暗く，送血が明るい，つまり脱血と送血の色調変化があること（color difference）です（**図1**）．患者から脱血された酸素飽和度の低い血液が，ECMO回路で酸素飽和度の高い血液となり患者へ送血されていることを示します．

異常な状態

❶ 脱送血のカニューレがともに暗い

　原因は1つで，ECMO回路での酸素化が正常に行われていないことを示します．ECMO回路につながれた酸素チューブの屈曲（キンク）やはずれ，人工肺の劣化がないかを確認します．とくに酸素チューブの接続がはずれたときのアラームがなく，気づかない場合があります．そのため，アラーム目的でP4（ガス圧）を測定する場合もあります．さらに，接続はしっかりしていても，酸素の流し忘れという場合もあり，注意をはらう必要があります．人工肺の劣化が原因の場合は，人工肺の交換が必要です．

❷ 脱送血のカニューレがともに明るい

　第一に，リサーキュレーション率の上昇を疑います．VV-ECMOでは必ずリサーキュレーションは起こりますが，リサーキュレーション率が異常に高くなると，酸素化効率が低下し患者の身体が低酸素状態に陥るため問題です．脱送血の色調変化以外にリサーキュレーションを疑う所見は次の3つです．
①ECMO流量を増大させても低酸素血症が改善しない，もしくは悪化するとき
②脱血側の酸素飽和度（$cSvO_2$）が送血側の酸素飽和度に近くなるとき
③$cSvO_2$が異常に上昇するとき（$cSvO_2 > 75 \sim 80\%$）

> **Keyword**
>
> **リサーキュレーション**
> ECMO回路から患者へ送血された血液が，患者の体循環へ行かずに再度ECMO回路へ脱血されること．

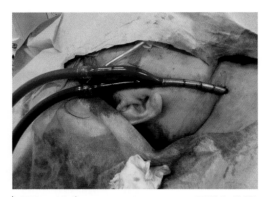

図1　ダブルルーメンカニューレの正常な状態
脱血と送血のルーメンの色調が異なっている.

第二に, 患者の自己肺が改善した場合も$cSvO_2$は上昇します. SpO_2やSaO_2の相対的な変化を評価することが重要です.

リサーキュレーション率の上昇をきたす原因と対応

❶ 患者因子

ECMO流量に対して患者の心拍出量が低下すると, リサーキュレーション率が上昇します. 左心機能の低下や頻脈, 心嚢液貯留や緊張性気胸, 肺高血圧などによる閉塞性ショックの病態を検索します.

❷ ECMO回路因子

穿刺部位が2か所の回路では, 脱送血のカニューレ先端どうしの過度な接近を疑います.

穿刺部位が1か所の回路(ダブルルーメンカニューレ)では, カテーテル先端の右房内への迷入を疑います.

また, ECMOのポンプ流量が高くなるほどリサーキュレーション率は上昇するため, 適度な流量へ調整する必要があります. 回路ごとのリサーキュレーション率の違いを**表1**に示します.

表1　リサーキュレーション率の比較[1]

カテーテルの種類	脱血	送血	リサーキュレーション率
シングルルーメン	IVC 経由 RA	SVC	30%
	SVC 経由 RA	IVC	30〜50%
	IVC 経由 RA	IVC	30〜50%
ダブルルーメン	SVC 経由 IVC	SVC 経由 RA	10%

IVC：inferior vena cava, 下大静脈
SVC：superior vena cava, 上大静脈
RA：right atrium, 右房

❸ 対応

　リサーキュレーション率の上昇を疑った場合，身体診察のほか胸部X線検査と心エコーを行います．

　初期対応では，ポンプ流量を下げリサーキュレーション率を軽減させます．根本的な対応として，カテーテル位置の修正，昇圧薬の投与や心嚢もしくは胸腔穿刺などの処置を検討します．

看護師の 👀

　脱送血の色調は違う状態が正常です．色調が同じ場合は，たとえ酸素化された明るい色調であっても異常な場合があります．一般的に血液が明るい色調で赤ければ問題ないように感じますが，呼吸ECMOの場合には，脱血管・送血管とも明るいまたは赤いことは異常であることに注意してください．また，リサーキュレーション率が過度に上昇した場合はすぐに医師へ報告し，原因検索に努めます．

引用・参考文献

1) Borman M, et al：Recirculation during veno-venous extra-corporeal membrane oxygenation--a simulation study.Int J Artif Organs, 38（1）：23-30, 2015.
2) Togo K, et al：Impact of bypass flow rate and catheter position in veno-venous extracorporeal membrane oxygenation on gas exchange in vivo. J Artif Organs, 18(2)：128-135, 2015.

ポンプを見て，聞いて，感じて

POINT

- ☑ ポンプ内の血栓を発見するためには，ペンライトで光を当てて観察することが重要です．
- ☑ ポンプ内に血栓形成が生じると，「キーン」や「カリカリ」などの異音が聞こえます．
- ☑ 呼吸ECMOでは，発熱・溶血しにくいピボット型ポンプを使用します．

患者への対応

　呼吸ECMOが循環ECMO（PCPS）と最も大きく異なるのは，使用期間の長さです．循環ECMOは数日間であるのに対して，呼吸ECMOは2〜4週間以上に及びます．このため，長期間使用しても壊れにくいポンプを用いることが，治療成功の鍵になります．

❶ ポンプトラブル

　呼吸ECMOにおけるポンプトラブルの発生率は，2〜5％と比較的まれです．しかし，もし発生した場合には生存率が極めて低下します[1]．このため，ポンプトラブルを迅速に発見し処置を行うことが重要です．

1　血栓形成

　ポンプトラブルで最も多いのは血栓形成です．とくに軸周囲に血栓形成が多いため，ここを入念に観察します（**図1**）．ECMO使用中はポンプ内に血液が流れて赤くなっているため，血栓の存在に気づきにくいことがあります．このため，ポンプにペンライトで光を当て，血栓の有無を「しっかりと見る」ことが重要です．

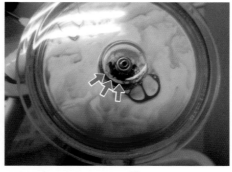

図1　ECMO遠心ポンプに発生した血栓[*注]

遠心ポンプの軸周囲に黒赤色血栓が付着しているのがわかる（灰色矢印）．この写真のようにECMO回路内に血液が流れていない状態では発見が容易だが，血液が流れている状態では，ポンプが赤色になっているためしばしば発見が困難である．このため，ペンライトで光を当てて入念に観察することが重要である．

[*注]…患者の出血傾向を認めたため，標準的な使用方法と異なる抗凝固薬を使用しない管理を継続したことと，COVID-19の特性としてもともと血栓形成傾向が強いことが重なり合って生じたと思われる．

ECMO：extracorporeal membrane oxygenation，体外式膜型人工肺
PCPS：percutaneous cardiopulmonary support，経皮的心肺補助装置

2 ポンプの異音

ポンプからの異音を「しっかり聞く」ことも重要です．軸周囲に血栓形成した場合は「キーン」という甲高い金属音が聞こえます．プロペラ付近に血栓形成した場合は，「カリカリ」「ジャリジャリ」といった異音が聞こえます．ポンプに触れて，わずかな振動を「感じる」ことも重要です．

❷ ポンプトラブル時の対応

1 バイタルサイン・動脈血ガスの再確認

ポンプの異常に気づいたら，患者のバイタルサイン・動脈血ガスを再確認します．もしこれらに異常があれば，至急，担当医や看護師・臨床工学技士を集め，人工肺＋ポンプ交換，または全回路交換を行う必要があります．スタッフを集めるのと並行して，患者が心肺停止しないようバイタルサインを維持することも重要です．

2 人工呼吸器設定の変更・薬剤投与など

人工呼吸器設定は強制換気モード，FiO_2 1.0，PEEP 10 cmH$_2$O，上限圧20～30 cmH$_2$O（または1回換気量6～8 mL/kg），呼吸回数20～30回/分に変更します．この設定項目は，各施設で統一したプロトコルを作成しておくのがよいでしょう．

血圧が低下すればカテコラミン，アシデミアが強ければ重炭酸ナトリウム静注なども併用します．もし心肺停止した場合は，迅速に心肺蘇生法を行います．ポンプトラブルの場合は，ハンドクランクでポンプを回そうとしてもうまく回せないことが多いでしょう．

ECMOへの対応

❶ 遠心ポンプ

呼吸ECMOで使用されるポンプは，遠心ポンプが主流です（**図2A**）．遠心ポンプは，ハンマー投げのように，プロペラ回転による遠心力で血液を送り出す仕組みです．脱血・送血カニューレが閉塞しても，過度な力で脱血・送血を行わないというメリットがあります．

ただし，遠心ポンプの回転数と血液流量は必ずしも比例しないため，流量計を見ながら回転数を調整する必要があります．十分な流量を維持するためには，高速でポンプを回転させる必要があるため，回転軸における摩擦熱や溶血が問題になります．このため，発熱・溶血しにくいピボット型ポンプを使用することが重要です（**図2B，C**）．

❷ トラブル時の対応

ECMOトラブルが発生した際は，患者のバイタルサインを維持しながら，迅速に全回路交換を行う必要があります（詳細は他項参照）．短時間でこの処置を完了できるよう，普段から十分な院内のコミュニケーションを築き，多職種で繰り返し訓練をしておくことが重要です．

FiO$_2$: fraction of inspiratory oxygen，吸入中酸素濃度
PEEP : positive end-expiratory pressure，呼気終末陽圧

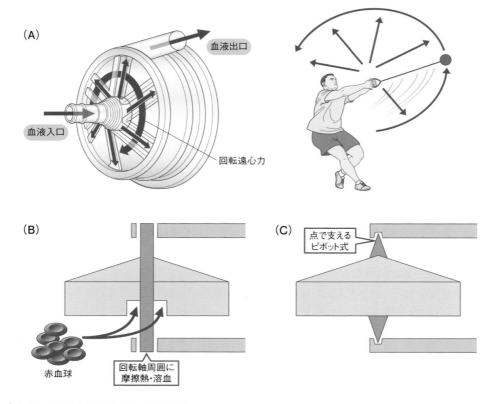

図2 ECMO遠心ポンプの構造

（A）血液入口から流入した血液は，ハンマー投げのような仕組みによって，ポンプで回転遠心力を加えられる．この力によって血液出口から血液が放出される．

（B）循環ECMO（PCPS）で主に使用されてきた遠心ポンプ．軸の周囲をプロペラが回転する構造のため，軸周囲に摩擦熱・溶血が発生しやすい．

（C）呼吸ECMOで使用されている遠心ポンプ．点でプロペラを挟み込んで支えているため，摩擦熱・溶血が発生しにくく，長期使用に向いている．

看護師の 👀

　呼吸ECMOにおけるポンプトラブルは，患者の生存率に影響するため，迅速な対応が必要です．ポンプに光を当てて血栓の有無を観察し，異音の有無を聞き，ポンプの振動を感じることが早期発見につながります．また，発熱・溶血しにくいピボット型ポンプを使用することも，ポンプトラブル軽減のために重要です．ポンプトラブル発生時には，迅速に全回路交換ができるよう，多職種で繰り返し訓練しておきましょう．

引用・参考文献
1）Gray BW, et al：Extracorporeal life support：experience with 2,000 patients. ASAIO Journal 61（1）：2-7，2015.

ECMO開始後の呼吸器設定

POINT

- ☑ ECMOを開始後には人工呼吸器設定をLung restとします.
- ☑ 人工呼吸器の設定がLung restとなっていても強い自発呼吸が残っている場合には，鎮静の調整が必要です.
- ☑ ECMOトラブル時には，トラブルシューティングの最初に人工呼吸器設定を戻すことを忘れないようにしましょう.

　ARDSの人工呼吸器使用における治療目標は，人工呼吸器の過剰な圧により生じるVILI(人工呼吸器関連肺損傷)の予防で，そのためには肺保護換気戦略(Lung protective strategy)といわれる，"肺にやさしい人工呼吸器設定"が望まれます(**表1**). では，ECMOを開始した場合はどうすればよいでしょうか?

ECMO開始後：Lung restを忘れずに

❶ECMO後の人工呼吸器設定

　VV-ECMOを開始するとO_2，CO_2をECMOで管理できるようになるため，人工呼吸器により患者に無理をさせる必要がなくなります. それどころか，通常の肺保護換気戦略よりもさらに肺への負担を下げる肺保護換気戦略である"Ultra lung protective strategy"が可能となります.

　このときの人工呼吸器の設定を，「肺を休める」という意味で"Lung rest設定"といいます(**表1**). 患者の肺を介さずにO_2，CO_2を調整できるECMOだからこそ可能な設定です. ECMOを開始したら人工呼吸器設定をLung restにすることを必ず忘れないようにしましょう(**図1**).

❷PEEP(呼気終末陽圧)

　上記のLung rest設定に変更する際に，PEEPを下げるべきかどうかは賛否

表1　従来の肺保護換気戦略とECMO時のLung rest設定

	従来の肺保護換気戦略 (Lung protective strategy)	ECMO 時の Lung rest 設定※ (Ultra lung protective strategy)
1回換気量	6 〜 8mL/kg（理想体重）	< 4mL/kg（理想体重）
プラトー圧	< 30cmH$_2$O	< 25cmH$_2$O
PEEP	High PEEP（症例により個別化）	High PEEP（症例により個別化）
driving pressure	< 15cmH$_2$O	< 15cmH$_2$O（可能な限り低くする）
FiO$_2$		≦ 0.4

※定まった定義はない. 上記は文献1)〜3)をもとに一部改変して作成.

ARDS：acute respiratory distress syndrome，急性呼吸窮迫症候群
VILI：ventilator-induced lung injury，人工呼吸器関連肺損傷
PEEP：positive end expiratory pressure，呼気終末陽圧

49

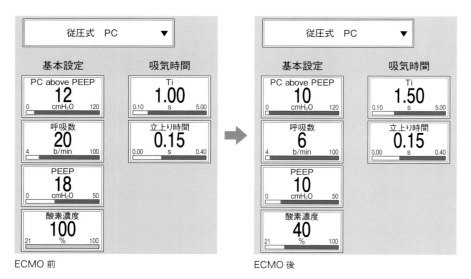

図1 ECMOを開始したらLung restにすることを忘れずに

両論です．以前は「PEEPも十分に下げるべきである」という意見もありましたが[3]，ある程度High PEEPを維持していたほうがVILIを予防できるという報告もあり[4]，近年の報告を見ると後者の方針をとる施設が多くなっているようです[5]．可能であれば何らかの方法で適正PEEPを決定すべきです．

❸ 患者の強い呼吸努力

ARDSにおいて肺を悪化させるのは人工呼吸器によるVILIのみではなく，患者の強い呼吸努力による肺傷害(P-SILI)もその一因として重要です．

そのため，患者の呼吸様式を注意深く観察したり，経肺圧モニタリングが可能であれば行うなどしてフィードバックする必要があります[2]．

ECMO設定によりO_2やCO_2を改善させることで強い呼吸努力を抑制できればよいのですが，それだけでは変化しないことも多く，その場合は鎮静をより深くする必要があります．

トラブル時の対応： ECMOの設定か，人工呼吸器の設定か

❶ ECMO施行中の酸素化(O_2)および換気(CO_2)の変動

ECMO中でも，患者肺の悪化，人工肺の劣化，リサーキュレーションなどによりO_2やCO_2が変動することがあります．その場合，つい人工呼吸器設定を変更しがちですが，VILIを防ぐためにはECMOのflow，FdO_2，Sweep gasの調整で対応すべきです(図2)．

VV-ECMO：veno-venous extracorporeal membrane oxygenation，大腿静脈から脱血し，内頸静脈で送血する体外式膜型人工肺
P-SILI：patient self-inflicted lung injury，患者の強い呼吸努力による肺傷害

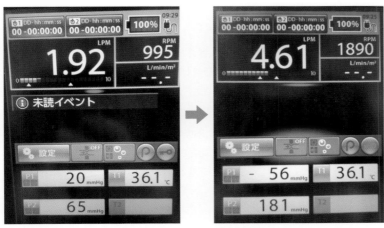

酸素化不十分　　　　　　　　　酸素化改善

図2　酸素化不十分なら人工呼吸器設定ではなくECMO流量を変更し対応

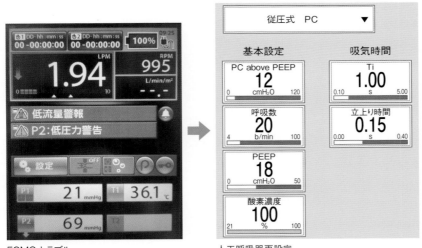

ECMOトラブル　　　　　　　　人工呼吸器再設定

図3　ECMOトラブル時はまずは人工呼吸器を再設定することを忘れずに

❷ECMOトラブル時

　上述の①においてO₂，CO₂が悪化した場合はECMOの設定を変更して対応する，と述べました．しかし，ECMOトラブルなどでO₂，CO₂が急激に変動した場合にはLung restの人工呼吸器設定のままでは致命的な事態になりかねないため，一時的に人工呼吸器設定を変更する必要があります（**図3**）．ECMOのトラブルシューティングでは，これは何よりも優先すべき事項となります．

　人工呼吸器設定から話はやや脱線しますが，ECMO患者におけるCO₂の管理方法は近年議論されています．ECMO患者に限らず低CO₂は脳血流低下を招くといわれていますが，ECMOではCO₂低下が急激に起きることから，中枢神経合併症を来す可能性[6]が懸念されています．エキスパートオピニオンにはなりますが，ECMO開始前の高CO₂血症は24時間程度かけて低下させるとよい，という意見もあります．人工呼吸器設定の観点からは，低CO₂を加速させないような設定，および呼吸様式となっているか注意深く観察し，血液ガスをこまめにフォローしましょう．

看護師の 👀

　ECMOの意義はO₂，CO₂を維持する以上の意味があると一部で考えられています．そのため，ECMO開始後には，その恩恵を受けるためにも必ず人工呼吸器設定をLung restとする必要があります．それを念頭に置いておけば，現状のECMO設定で酸素化および換気を維持できない時はECMO設定から見直すべきであり，トラブルシューティング時には人工呼吸器設定を見直すべきということに気がつくはずです．

引用・参考文献
1) ELSO：ELSO Guidelines.
   https://www.elso.org/Resources/Guidelines.aspx より2021年8月12日検索
2) Schmidt M, et al：Mechanical ventilation during extracorporeal membrane oxygenation. Crit Care, 18(1)：203, 2014.
3) López Sanchez M：Mechanical ventilation in patients subjected to extracorporeal membrane oxygenation (ECMO). Med Intensiva, 41(8)：491-496, 2017.
4) Wang R, et al：Mechanical Ventilation Strategy Guided by Transpulmonary Pressure in Severe Acute Respiratory Distress Syndrome Treated With Venovenous Extracorporeal Membrane Oxygenation. Crit Care Med, 48(9)：1280-1288, 2020.
5) Schmidt M, et al：Mechanical Ventilation Management during Extracorporeal Membrane Oxygenation for Acute Respiratory Distress Syndrome. An International Multicenter Prospective Cohort. Am J Respir Crit Care Med, 200(8)：1002-1012, 2019.
6) Yiorgos Alexandros Cavayas, et al：The Early Change in PaCO₂ after Extracorporeal Membrane Oxygenation Initiation Is Associated with Neurological Complications. Am J Respir Crit Care Med, 201(12)：1525-1535, 2020.

体位変換 ヘッドアップではなく傾斜

POINT

- ☑ ECMOチームで，戦略的な理学療法に基づいた体位管理を検討します．
- ☑ ECMO装着中の体位変換を安全に実施するため，その特有のリスクを理解しましょう．
- ☑ ECMOのリスクマネジメントをECMOチームで共有し，トラブルに備えます．

戦略的な理学療法に基づいた体位管理

ECMO装着中の患者が感染を合併した場合，その生存率は38 ～ 44％という報告[1]もあり，人工呼吸器関連事象（VAE）や褥瘡などの皮膚障害による二次的感染を予防する必要があります．そのため，ほかの重症の患者と同様，体位変換は大切なケアの1つです．

また，ECMO装着に伴う体動制限により，無気肺や下側・背側の肺障害が生じやすくなります．そのため，単にVAEや褥瘡予防のためだけではなく，ECMOチームで戦略的な理学療法に基づいた体位管理を検討することが大切です（**表1**）．

表1　戦略的な理学療法に基づいた体位管理の一例

ECMO の管理時期	導入期	維持期	離脱期
肺障害の病期	超急性期	急性期	回復期
呼吸理学療法の目的	不均等換気の是正	肺機能の維持・改善	肺合併症予防
体位管理の一例	腹臥位 逆トレンデレンブルグ体位	前傾側臥位 側臥位	半坐位 立位

VAE：ventilator associated event，人工呼吸器関連事象

表2　ECMO装着中の体位変換のリスク

患者への影響	・心拍数や血圧，SpO_2などバイタルサインの変化 ・呼吸苦やカニューレ挿入部痛などの苦痛の増大
ECMOの流量や回路内圧の変化	・ECMOの流量低下 ・脱血や送血異常に伴う回路内圧の変化
ECMOの回路やカニューレトラブル	・回路やカニューレの閉塞や屈曲，ねじれ ・カニューレ位置のずれ，誤抜去 ・カニューレ挿入部位の出血

ECMO装着中の体位変換のリスク

　初めは，ECMO装着中の患者を動かすことにとても不安を感じると思います．しかし，バイタルサインが安定していれば，体位変換を行うことに何ら問題はありません．ECMOの管理に慣れた施設では，腹臥位や歩行リハビリテーションなども行われます．

　一方で，ECMO装着中の日々の看護ケアでは，最低2つの有害事象（バイタルサインの変化やECMOの流量低下など）が生じるという報告[2]もあり，安全への配慮が必要なことも事実です．そのため，ECMO装着中の体位変換を安全に実施するためには，その特有のリスクを理解しておく必要があります（**表2**）．

体位管理・ケアの実際

❶ 体位管理

　ECMO装着中に特定の体位が有効であるという報告は今のところありません．大切なことは，体位による患者やECMOへの影響を理解しておくことです．

　とくに鼠径部からカニューレが挿入されている場合，通常のヘッドアップでは，**表2**であげたようなトラブルをきたすおそれがあります．そのため，VAE予防を目的に一般的な30～45°のヘッドアップではなく，**表1**にあるような逆トレンデレンブルグ体位を行っている施設もあります．

❷ ケアを実際に行うにあたっての注意点

　体位変換は患者の状態が安定していれば，通常2～3時間ごとに行い，不安定な場合は1～2時間ごとの除圧を行います．このほか，落差により脱血を容易にするため，ベッド自体の高さを上げて管理することも，大切なポイントです（**図1**）．患者のケアを行う際は，足台などを利用して行います．

ECMOトラブルに備えるリスクマネジメント

　ECMO装着中の体位変換を安全に行うために大切なのがリスクマネジメントです．体位変換により，ECMOトラブルが生じることもあります．それらを想定し，医師1～2名，看護師2～3名，臨床工学技士1名など，4～6名の十

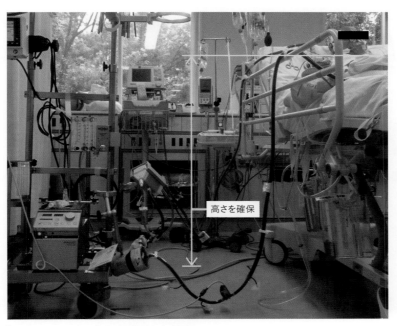

高さを確保

図1 ベッドの高さを利用した管理

分な人員配置が必要になります．また，実際にECMOトラブルが生じた場合の対応や手順を確認しておくことも大切です．

　ECMOトラブルにしっかりと備えておくことで，ECMO装着中であっても安全に体位変換を行うことができます．日頃からECMOトラブルに備えたリスクマネジメントをチームで共有し，安全なECMO管理を目指しましょう．

看護師の 👀

　ECMOは，根本的な治療法ではなく，患者が回復するまでの橋渡しを担う究極の対症療法になります．ECMO装着中の合併症により，その回復が遅れることは避けなければなりません．そのため，ECMO装着中も合併症予防を目的に体位変換を行う必要があります．ECMOトラブルに備えた安全な体位変換を行い，ECMO装着中の合併症を最小限にし，より早期のECMO離脱に向けてケアを実践することが重要です．

引用・参考文献
1) Gray BW, et al：Extracorporeal Life Support：Experience with 2000 Patients. ASAIO J, 61(1)：2-7, 2015.
2) Redaelli S, et al：Daily nursing care on patients undergoing venous-venous extracorp-oreal membrane oxygenation：a challenging procedure！ Journal of Artificial Organs, 19(4)：343-349, 2016.

回路交換

P O I N T

- ☑ 回路交換の適応には，予定して行うものもあれば，緊急で行う必要があるものもあります．
- ☑ 緊急での回路交換が必要になった際に，物品のセット化が有用です．
- ☑ 回路交換中の看護師の役割は，俯瞰的立場に立ち全体を見渡し，時にリーダー的立場にもなり得ます．
- ☑ 回路交換前後は，トラブルが起きやすいことを念頭に置き，交換後はサーキットチェックを忘れないようにします．

回路交換の適応

　通常，ECPR（心肺停止に対するVA-ECMO）や一時的な循環不全に対するVA-ECMOは，数日以内に離脱できることが多く，回路交換が必要となることは少ないです．しかし，比較的長期のECMO管理が必要になる呼吸ECMO（VV-ECMO）の場合，回路交換が必要となることが少なくありません．回路交換の適応を**表1**に示します．

回路交換の準備

❶緊急回路交換に備えた資器材のセット化

　回路交換は，予定して事前に十分に準備をして行えることもあれば，緊急で

表1　回路交換の適応

①人工肺の酸素化／換気不良	回路交換を行う絶対的な指標はない．FdO₂（sweep gas の酸素濃度）や sweep gas 流量を十分に上げても，目標とする PaO₂ や CO₂ を得られない際に，回路交換（人工肺交換）を検討する．
②人工肺の血栓	回路内圧を測定している時，人工肺前圧（P2）と人工肺後圧（P3）の圧較差（P2 － P3）が50mmHg を超えるとき，もしくは短時間に 20mmHg 以上の圧較差増加がある場合に，回路交換を検討する[*1]．
③人工肺からの血漿リーク	血漿リークは，人工肺内で気相と血液相が交通している状態である．膜性能が高度に劣化していることの表れであり，患者に対する感染リスクばかりか，血液を介した医療者への感染リスクにもなる．
④ECMO 回路（カニューレ，回路，人工肺，遠心ポンプ）が感染源と考えられるとき	場合によっては回路の交換のみならず，カニューレの入れ替えが必要なこともある．カニュレーションは大きなリスクを伴うため，ECMO 離脱も選択肢に入れ，リスク＆ベネフィットを十分に考える必要がある．

[*1] 外見から観察できる外表面は人工肺のごく一部であり，外表面に観察される血栓がすべてではないことに注意する必要がある．人工肺前後の圧較差が急激に増加する場合，人工肺内で急激に血栓化が進行している可能性があり，放置すると急な ECMO 血液流量低下の原因となりうるため，緊急回路交換の適応である．

ECPR：extracorporeal cardiopulmonary resuscitation，体外循環式心肺蘇生法
VA-ECMO：veno-arterial ECMO，静脈脱血-動脈送血ECMO
VV-ECMO：veno-venous ECMO，静脈脱血-静脈送血ECMO
FdO₂：fraction of delivered oxygen，sweep gas の酸素濃度
PaO₂：partial pressure of arterial oxygen，動脈血酸素分圧

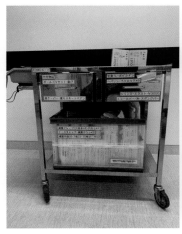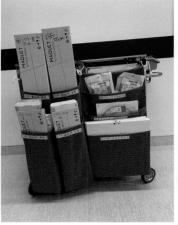

図1 ECMOカートの例

緊急ECMO導入やECMO回路交換ができるよう，カニューレを含めてセット化されている．

行う必要に迫られることもあります．合併症のリスクは日を追うごとに増すことが知られており，とくに長期ECMO管理を行っている患者では，緊急回路交換に対する備えが必要です．緊急回路交換を含むさまざまなトラブルに迅速に対応できるよう，資器材をセット化してICU内に常備しておくとよいでしょう（図1）．

② 旧回路の切断と新回路の接続

回路交換は，旧回路を切断し新回路を接続します．旧回路をどのくらいの長さを残し切断し，新回路をどのくらいの長さを用意するか，事前に（実際に回路交換を行う）チームで話し合っておく必要があります．看護師としては，日々のケア（体交や清拭，リハビリなど）が安全に行える長さを提案することで，回路交換後により安全にECMO管理を行いやすくなります．

③ リスクに関する家族への十分な説明と緊急事態発生時の対応の準備

VA-ECMO/VV-ECMOいずれの場合においても，自分の心臓や肺が十分に回復していない状況下での回路交換は，心停止や致死性不整脈の発生，重度の低酸素に陥る可能性があります．家族に対してそのようなリスクについて説明しておく必要があるでしょう．また，そのような事態に備えて，実際に回路交換を行う前には人工呼吸器の設定を緊急時設定にし（ECMO管理中に下げていることが多いFiO_2を100％にし，PEEPや吸気圧，呼吸回数をあげ），カテコラミンや強心薬などの薬剤も準備しておく必要があります．

回路交換の実際

回路交換は，主に3つのパートに分かれて行われます．

FiO_2：fraction of inspiratory oxygen，吸入中酸素濃度
PEEP：positive end-expiratory pressure，呼気終末陽圧

回路交換

❶ 術野

実際に回路の切断と接続を行います．主に医師が担当し，2〜4名で行うことが多いです．

❷ ECMOコンソール(機器)まわり

ポンプの停止・再開，回路の装脱着，各センサー類の付け替えなどを行います．主に臨床工学技士が1〜2名で行います．

❸ 俯瞰的立場(全体を見渡せる立ち位置)

リーダーやタイムキーパー，患者のバイタル管理，外回りの介助を行います．これらのほとんどは看護師が担当することが多いですが，リーダー(開始/終了の合図を出す)は，医師や臨床工学技士が行うことが多いです(場合によっては[夜間休日の緊急回路交換で人員が少ないときなど]看護師が行うこともあります)．タイムキーパーは，回路交換開始から終了までの時間を測定・記録し，定期的(たとえば10秒ごと)にカウントし，ポンプ停止時間をチームに共有します．全体を見渡せるこの役割は回路交換において非常に重要であり，患者の状態を観察できる唯一の存在でもあります．

回路交換が終わったら

❶ バイタルサインの確認

回路交換が終わったら，まず患者のバイタルサインが安定化していることを確認します．新しい回路内に空気が混入していたり，古い回路(や，切り離さずに残した回路)から血栓が飛んだ場合など，(麻痺症状を含める)意識レベルの変容や，呼吸・循環状態の悪化などが起こり得ます．

また，ECMOの回路には治療に使用するさまざまな薬剤(麻酔薬や昇圧薬, 抗生物質など)が吸着されることが知られており，新しい回路に交換した直後はとくにその程度が大きくなるため，血中の薬剤濃度が大きく変わることがあります．回路交換後は(数時間〜1日を超えることもある)，患者の状態変化を注意深く観察する必要があります．

❷ サーキットチェック

また，回路交換後はサーキットチェックを必ず行うべきです．電源,酸素配管,酸素チューブの確認,また回路コネクト部の固定や遠心ポンプのロック,三方活栓のロックの向きやキャップの確認など，入念に行う必要があります．ECMO導入後や患者の移動前後と同様に,回路交換はトラブルが起きやすい(またはその原因となり得る)イベントです．

✔動画を見てみよう！
古い回路をどこで切るかマーキングしておく

✔動画を見てみよう！
プライミングした回路を術野で受け取る

✔動画を見てみよう！
新しい回路を受け取ったら切断する位置を決め切断する

✔動画を見てみよう！
チューブを繋げるためのコネクターをはめておく

✔動画を見てみよう！
回路交換

✔動画を見てみよう！
回路の色が違うことを確認し接続部を固定する

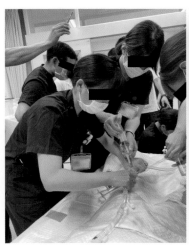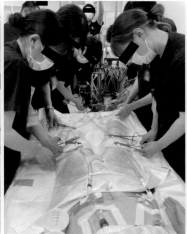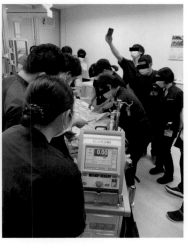

図2 当院での回路交換シミュレーションの光景

チューブコネクト（回路接続），術野での実際の回路交換，ECMOコンソールのコントロールを担当し，回路交換時のリーダー役を経験する.

シミュレーション

　短期間のECMO管理がほとんどの施設においては，回路交換はなじみが少ないのが現状です．回路交換に伴うポンプ停止時間を最小限にすべく，定期的に回路交換のシミュレーションを行っておく必要があります．

　予定の回路交換と緊急回路交換では，患者の状態は当然のこと，医療スタッフの状況も大きく異なります．休日夜間帯のように，医師や臨床工学技士が手薄になる時間帯では，看護師がフレキシブルな対応を求められるケースもあるでしょう．

　当院の回路交換シミュレーションでは，看護師が術野のなかでの交換(医師の役割)や，ECMOコンソール関連の取り扱い(臨床工学技士の役割)を積極的に行うことで，そのようなケースに備えています(**図2**)．また，回路交換をさまざまな立場から経験することで，準備物品の把握や，介助がスムースに行えるようになります．

　看護師の 👀

　看護師は，もっともベッドサイドにいる時間が長く，回路交換の適応に誰よりも早く気づける存在です．また，回路交換は，シミュレーションから準備，その後のサーキットチェックまで，多職種が協同し密な連携をとることが必要不可欠です．全体を見渡せる立場から，ときにそのリーダーを担うこともあります．シミュレーション時から積極的にさまざまな立場を経験し，広い視野をもって，回路交換"本番"に備えてほしいものです．

CRRT施行時

POINT

- ☑ ECMO単独，CRRT単独のときよりもていねいな管理が必要です．
- ☑ ECMO，CRRT回路内の圧力を把握します．
- ☑ 空気の引き込みや回路の外れに注意します．

患者への対応

　基本的な管理ポイントはECMO単独，CRRT（持続的腎代替療法）単独のときと大きな違いはありません．

　透析用カテーテル刺入部の出血，感染への観察・対策は通常時よりもていねいに行います．

　ECMOとCRRTを併用した場合は溶血を生じるリスクが高まる[1]ので，尿所見（**図1**）や生化学検査の結果を注意して見ていきましょう．

　ECMOの脱血が不良な場合は，血管内が陰圧になっている場合があるので，以下の点に留意します．

①CRRT回路着脱時などに空気を引き込まないように注意してください．

②三方活栓のゆるみ，回路の外れにいつも以上に注意しましょう．

　炎症がおさまった段階では除水をかける場合がほとんどです．CRRTでは血管内容量にかかわらず機械的に除水が行われるため，循環血漿量を常に意識し，過剰な除水を早期に発見するように心がけます（**表1**）．

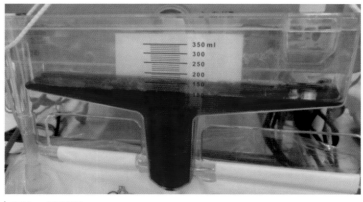

図1　尿所見

表1　過剰な除水の徴候

- ・尿量減少
- ・濃縮尿，尿比重の上昇
- ・血圧低下
- ・1回心拍出量変化（SVV）の上昇
- ・観血的動脈圧測定ライン（A-Line）の基線変動
- ・胸部単純X線における心胸郭比（CTR）の低下
- ・中心静脈圧（CVP）の低下
- ・ECMOの脱血不良

CRRT：continuous renal replacement therapy，持続的腎代替療法
CTR：cardio-thoracic ratio，心胸郭比
SVV：stroke volume variation，1回心拍出量変化
CVP：central venous pressure，中心静脈圧

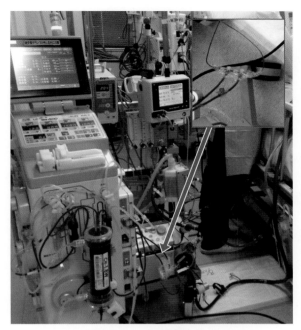

図2 ECMO回路にCRRT回路が組み込まれている例

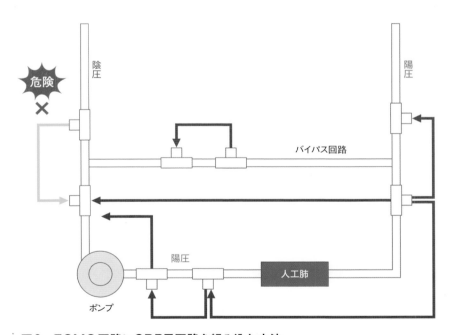

図3 ECMO回路にCRRT回路を組み込む方法

機器への対応

　ECMO回路にCRRT回路が組み込まれている場合(**図2**, **図3**)は，以下の点に留意します．

①陽圧系に接続している場合，CRRTの回路内圧が通常と異なります．医師や臨床工学技士と，許容可能な圧力値について協議をしておきましょう．

②CRRT回路をECMO回路の陰圧が発生する部分に接続することは，原則として避けるべきとされています[2]．

③やむを得ず陰圧系やバイパス回路[3]に接続する場合は，ECMOの脱血不良時にCRRT回路内への空気の引き込みが生じる（**図4**）ことを認識し，対応方法を習得しておきましょう．

④CRRT回路に異常が生じた場合は，ただちにCRRT回路をECMO回路から遮断します（**図5**）．

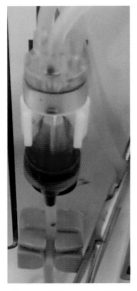

図4　脱血不良時のCRRT回路内への空気の引き込み

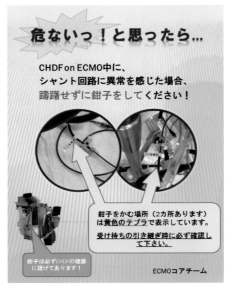

図5　CRRT回路に異常が生じた場合の注意喚起を促す掲示

看護師の👀

　ECMO中にCRRTを施行するときの管理で特別な点はありません．普段行っている管理をいつも以上に徹底しましょう．ただし，ECMO施行中にCRRTを併用するときは，回路内の圧力，とくに陰圧に対してより注意が必要です．回路内への空気の引き込みや，回路外れが生じた際の初期対応は，すべての看護師ができるようにしておきましょう．

引用・参考文献

1) Chen H, et al：Combination of extracorporeal membrane oxygenation and continuous renal replacement therapy in critically ill patients：a systematic review. Crit Care, 18(6)：675, 2014.

2) 日本臨床工学技士会透析関連安全委員会：持続的血液浄化療法 continuous blood purification therapy（CBP）装置・回路の安全基準についての提言（Ver.2.00）．2018年6月6日．https://www.ja-ces.or.jp/wordpress/wp-content/uploads/2018/06/f44133406224f6190659dbf59086e003.pdf より2021年7月9日検索

3) Suga N, et al：A safe procedure for connecting a continuous renal replacement therapy device into an extracorporeal membrane oxygenation circuit. J Artif Organs, 20(2)：125-131, 2017.

ECMO下の腹臥位

POINT

- ☑ 事前準備をしっかり行うことで，腹臥位療法を安全かつスムーズに行うことができます．
- ☑ 腹臥位療法中に統一したケアを行うことは，異常の早期発見につながります．
- ☑ 腹臥位療法において，多職種との連携が合併症予防につながります．

はじめに

　重症呼吸不全では背側肺障害を有する場合が多く，その治療の一環として腹臥位療法があります．重症呼吸不全を呈している患者は正常な換気ができる肺胞が少なく，過剰な圧力がかかることで肺障害が生じやすくなります．

　ECMOが導入されている間はLung restで管理するため，腹臥位療法と併用することで，肺を休めつつ気道内分泌物の排出や下葉の換気改善，酸素化の効率改善等の効果が見込まれます．

腹臥位時の必要物品の準備

　腹臥位時の物品準備がスムーズに行えるよう，当院では腹臥位準備チェックリストを作成しそのリストに沿って準備を行っています(p.161〜162, 付録②参照)．

患者の準備

　骨突出部等の褥瘡好発部位に被覆材を貼付します(**図1**)．

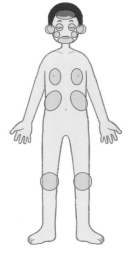
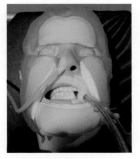

図1　腹臥位による褥瘡好発部位への被覆材の貼付の1例

腹臥位の手順

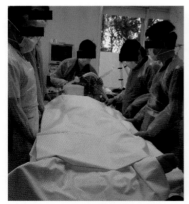

①全員で手順・役割を確認する

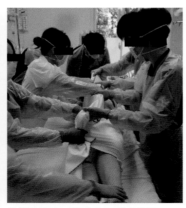

②側臥位で一度デバイス等を確認

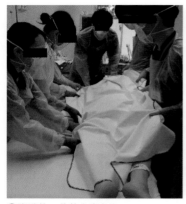

③腹臥位へ体位を変える

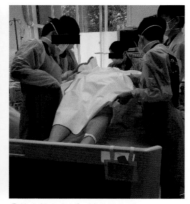

④体を持ち上げ，枕を入れる

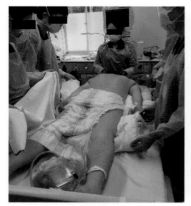

⑤足や腕の位置を調整する

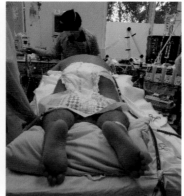

⑥腹臥位完成

✔動画を見てみよう！

ECMO下の腹臥位
への変更

腹臥位中の管理

当院では16時間程度，腹臥位の状態を継続しているため，腹臥位中の管理についてもチェックリストを用いて統一したケアを行っています(p.163, 付録③参照).

❶ 褥瘡予防

腹臥位中は体位変換ができないため1～2時間ごとの除圧で褥瘡予防を行います．また，ベッドを傾斜することで体位が崩れやすいため，医師と協議し必要があれば適宜体位調整を行います．

❷ 関節拘縮予防

2時間ごとに四肢の関節可動域訓練を実施し，関節の拘縮予防を行います．

❸ 神経麻痺予防

神経麻痺の予防のため，適宜四肢の位置調整を行います．

a．上肢：腕神経叢損傷予防

・鎖骨周辺をクッションで圧迫しない

・ポジショニング時に頸部過伸展や回旋をさせない

・上肢挙上位を80°未満にするとともに必ず腋窩中線よりも前で管理する

・1時間ごとに上肢のポジショニングチェンジ(**図2**)と観察(橈骨動脈触知・冷感・色調)を行う

b．下肢：腓骨神経損傷予防

・下肢が内旋しないようポジショニングを行う

・1時間ごとに除圧と観察(足背動脈触知・冷感・色調)を行う

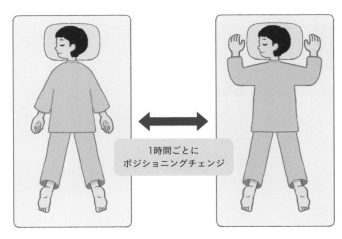

1時間ごとに
ポジショニングチェンジ

図2　上肢のポジショニングチェンジ

ECMO導入中の腹臥位時の人員と役割，機器配置

ECMO導入中の腹臥位時の人員と役割，機器配置の一例を**図3**に，実際の様子を**図4**に示します．

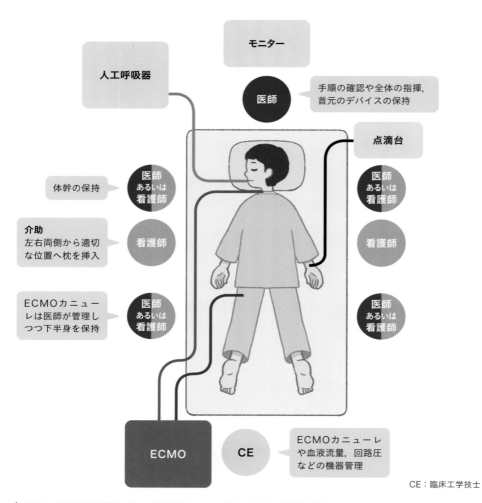

図3　ECMO導入中の腹臥位時の人員と役割，機器配置の一例

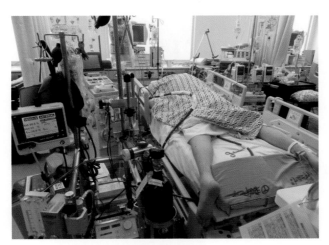

図4 腹臥位療法中の実際の様子

看護師の 👀

　腹臥位は他の体位と違い，観察部位が見づらいことでさまざまな弊害が生じやすい体位です．看護師はほとんどを患者の傍で過ごしているため，異変や急変を早期に発見できるよう，日ごろから統一した観察・管理を行うことが重要になります．また，重症患者は医療機器も多数使用していることから，医師や看護師だけでなく，臨床工学技士や理学療法士等多職種で協働し合って管理を行っていくことが必要です．

ECMO中のリハビリテーション

POINT

- ☑ リハビリテーションのリスク，有効性を把握したうえで，積極的リハビリテーションを考えましょう.
- ☑ 患者状態の推移に合わせて，リハビリテーションのステップアップをしましょう.
- ☑ 多職種での情報共有，議論による協働が鍵です.

ECMO装着患者のリハビリテーションの意義について

　重症呼吸不全へのVV-ECMOの効果が証明された今，私たちがECMO患者に提供する医療の目標は退院後を見据えた『患者の社会生活への復帰』とするべきです．一方で，人工呼吸器を使用するような重症患者は身体機能だけではなく認知機能，精神機能へも悪影響を与える集中治療後症候群（PICS）の高リスクです．その予防や改善のために，VV-ECMO患者に対して早期リハビリテーションが有効であるというエビデンスはまだ確立されていないものの，その有効性が示唆されています[1, 2].

　このようにECMO患者に対する積極的リハビリテーションは大きな意義をもち，ベッドサイドでともに多くの時間を過ごす看護師の役割が大きいことはいうまでもありません.

　ECMO患者のリハビリテーションを行うには，看護師・医師のみではなく多職種の介入，議論，協働が必要で，これらが安全性や成功率を上昇させるという側面があります[3].　そのプロセスを経験することにより，ECMOのみならず重症患者に対する多職種チームの能力向上，積極的リハビリテーション"文化"が醸成されます．これは結果として病院機能を高める意義ももちます.

積極的リハビリテーションへの障害

　ECMOを装着している患者は積極的リハビリテーションに対する障害が多いことも事実です（**表1**）.　まず，その患者の病態がどの時期にあり，どの強度のリハビリテーションが可能か見極める必要があります．しかし，それは『ケースバイケース』であり，その結果，普段使用しているリハビリテーションプロトコルの適応が難しいと感じるかもしれません.

　また，ARDS急性期患者が覚醒や積極的離床の結果，呼吸努力が増大すれば，もっとも重要な管理目標である肺保護換気戦略から逸脱することになり，これでは本末転倒です．3L/分を超える体外循環を行うカニューレの抜去事故は，直

　VV-ECMO：veno-venous ECMO，静脈脱血-静脈送血ECMO
PICS：post intensive care syndrome，集中治療後症候群

表1 積極的リハビリテーションへの障害

①病状が重症であること（呼吸不全も含めて）
②鎮静薬減量による適正な鎮静・覚醒が困難であること
③高度の肥満
④患者の拒否や身体・認知・精神機能の低下
⑤ICUでの機器の欠如（離床時に使用できる適切なモニターがないなど）
⑥ECMO回路・人工呼吸器回路がもつ医療事故リスク
⑦スタッフ数の不足・訓練機会の提供不足，時間的制限
⑧早期離床プログラム・プロトコルの欠如
⑨離床プロトコルの計画的運用・調整能力の欠如（日々のスクリーニングができない，責任者が不明確など）
⑩早期リハビリテーション・離床文化の欠如・知識不足

文献3，7）より項目を抜粋し作成

後に生命に影響する出血性ショックを引き起こします．その他，離床時は股関節屈曲によるECMO流量の低下，抜去事故のリスクがあります．

Hodgsonらのエキスパートコンセンサス[2]では，ECMO装着患者はベッド上の運動での有害事象発生リスクは低いものの，離床を含む積極的運動において重大な有害事象発生リスクが高いことが指摘されています．また，ECMO-PT study[4]では，ECMO下での早期離床は安全に施行が可能であるが，経験の多い施設で多職種による十分な管理下であることが必要であると結論づけられ，わが国のガイドライン[1]でも同様の指摘がなされています．このように，多職種によるマンパワーが確保できるかという問題も関係します．

一方で，これらの問題は段階的な離床プロセスを用いることや多職種による介入[5,6]など，注意，工夫，マンパワーの計画的使用により解消可能でもあります．その点で，リスクのみを考えて積極的リハビリテーションを避ける，という医療従事者の考え方や文化[3,7]が最後の障害なのかもしれません．

ECMO患者に対するリハビリテーション戦略

重症呼吸不全患者のリハビリテーションは，深鎮静下から開始される呼吸リハビリテーション，早期離床が目的の身体的介入を主体とするリハビリテーションに大別されます[8,9]（**図1**）．

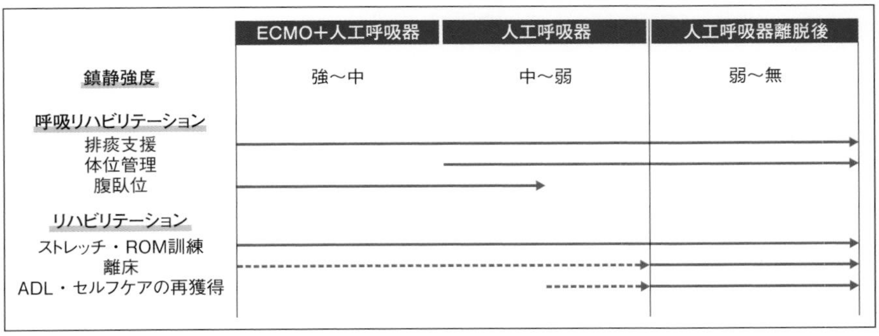

	ECMO＋人工呼吸器	人工呼吸器	人工呼吸器離脱後
鎮静強度	強〜中	中〜弱	弱〜無
呼吸リハビリテーション 排痰支援 体位管理 腹臥位			
リハビリテーション ストレッチ・ROM訓練 離床 ADL・セルフケアの再獲得			

図1 ECMO患者に対するリハビリテーションの概念

文献8，9）をもとに再構成

ARDS：acute respiratory distress syndrome，急性呼吸窮迫症候群

❶ 呼吸リハビリテーション

呼吸リハビリテーションは排痰支援だけではなく，背側無気肺や人工呼吸器関連肺炎など主病態，人工呼吸器に関連した合併症の予防を目的とした体位管理，腹臥位療法を含む概念です．同時に身体リハビリテーションも深鎮静下から開始されるべきです．

❷ 身体的介入を主体とするリハビリテーション

各関節拘縮を予防する目的でのストレッチ，関節可動域（ROM）訓練などは早期離床の前提となる関節可動性や筋肉量を維持するもので，これらは深鎮静下でも可能です．深鎮静から離脱し，適切な鎮静深度が達成されれば，患者とコミュニケーションをとりながらリハビリテーションを行うことが可能となります．完全な覚醒（awake）が達成された患者は，ECMO装着下での離床が可能か評価し，実践することを考慮します．

❸ 積極的リハビリテーション介入を見合わせる理由

一方で，積極的リハビリテーション介入を見合わせる理由は，重大な出血，不整脈や高用量循環作動薬使用など不安定な循環動態，重度の血小板減少症，十分な酸素投与下においても低酸素血症の継続などがあります[10]（表2）．

❹ ステップアップリハビリテーションプロトコル

そして，意識レベルに応じて，段階的にリハビリテーションの強度を高めていくプロトコルを用いることが推奨されています[11]（表3）．また，Koら[6]はより

表2　積極的リハビリテーション開始基準およびその禁忌

理学療法開始基準	禁忌
呼吸不全がコントロールされている・されつつある 鎮静が適切な深度，もしくは，awake が達成 患者の拒否がない 出血が制御されている 重度の血小板減少がない 循環動態安定・高用量昇圧薬使用なし	開始基準が達成できていない 理学療法等により肺保護換気戦略を逸脱 （咳嗽の増悪，呼吸努力の増悪など）

文献5，10，11）を参考に作成

表3　VV-ECMO装着中の5ステップリハビリテーションプロトコル

ステップ	鎮静深度	
1	深い（RASS ≦－2）	初期評価，関節拘縮予防，とくに肩，頸部，足関節の可動域
2		積極的理学療法開始，積極的ベッド運動療法開始
3	浅い（RASS ≧－1）	坐位保持能力獲得の端坐位，体幹強化訓練
4		介助による立位（補助器具・理学療法士補助により）
5		ベッドからの離床（立位の維持，足踏み，歩行）

文献3，10，11）を参考に作成

ROM：range of motion，関節可動域
RASS：Richmond agitation-sedation scale，リッチモンド興奮・鎮静スケール

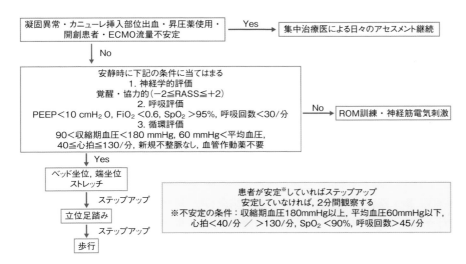

図2 ECMO装着患者のリハビリテーションステップアッププロトコル

文献6)を参考に作成

詳細なリハビリテーションプロトコルを作成し, ECMO装着患者の離床に成功しています(**図2**).

体位管理・腹臥位療法

実施前に体位変換を行うときの身体の動き, 移動による回路・カニューレへの過剰な張力・屈曲を各スタッフが予想し, 互いに共有します. スタッフは経験を積み重ねれば最小限でも実施可能ですが, それまでは, 看護師, 医師, 臨床工学技士を含めて患者体位の変換を行うスタッフ以外にも気管チューブ・頸部および大腿部カニューレの保持・安全確認, ECMO流量・バイタルサイン・全体進行の確認および緊急対応を行うスタッフなど少なくとも5〜6名以上が必要となります. 患者を腹臥位に変換する場合, より抜去事故のリスクが高くなります.

完全な覚醒が得られたら

治療状況によっては, 覚醒トライアルを経て患者が完全な覚醒が得られる状況(awake)となります. わが国のほとんどの割合を占める呼吸不全へのVV-ECMO患者はそもそもawakeが達成されることが難しく, 達成できる患者は数少ない『選ばれた』患者です. しかし, ECMO患者が離床することには多くの利点があり, 仰臥位時間減少による換気血流不均等是正, 機能的残気量保持・改善, 横隔膜機能低下予防, 胸腔内圧低下による静脈・リンパ灌流改善, 人工呼吸器関連障害・せん妄予防などが期待できます[12].

しかし, 離床による身体負荷で呼吸状態が肺保護換気から逸脱する可能性があることなど, ECMO下の離床には越えなければならない大きなハードルがあります. 呼吸不全の状態, 循環動態など離床への耐容性があるか, 離床できる筋力があるかなどの評価を看護師, 医師, 理学療法士を含めた多職種で検討を

行う必要があります.

　なお，日本集中治療医学会のガイドライン[1]では，VA-ECMO/PCPS患者に対する離床は『禁忌に相当』と記載されているため，awake ECMO患者の離床対象はVV-ECMO患者となります.

離床の実際

　離床が可能と判断されれば，看護師，医師，臨床工学技士，理学療法士のチームにより端坐位，ベッド脇での立位，足踏み，歩行と段階的に離床の強度を高めていきます（**表3**参照）．離床を実施する前に，チームの構成員が各々の位置や役割，チェックを行う指標（バイタルサイン，ECMO流量など）を確認し，離床を中止する条件，今回の離床でどのようなリスクがあるのかを共有します（**図3**，**表4**）．実施中の酸素需要増大が招く呼吸努力上昇を考慮するのであれば，一時的に人工呼吸器やECMOガス濃度・流量の調整を行います．これらを系統的に確認し，安全にリハビリテーション強度を上昇させるために，7つのステップを用いた確認を実施します[11]（**表5**）.

離床終了後

　ベッド上での安全なECMO管理のために，離床終了後も注意を払う必要があります．ベッドに戻って臥位になったときに，カニューレが前より深く挿入されていないか，抜けかけていないかをチェックします．移動の可能性が少しで

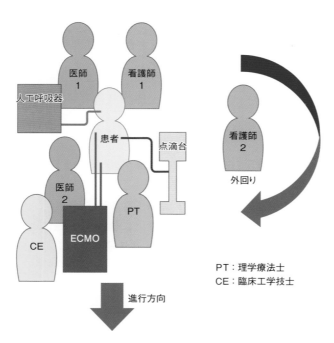

図3　VV-ECMO装着患者離床時のスタッフ配置例

文献3，13，14）を参考に当院の経験を加えて作成

VA-ECMO：veno-arterial ECMO，静脈脱血-動脈送血ECMO
PCPS：percutaneous cardiopulmonary support，経皮的心肺補助法

表4　各職種が離床時に行うこと（例）

医師1	右頸部カニューレ・気管挿管チューブ・気管切開チューブの安全確保，人工呼吸器移動
医師2	鼠径部カニューレの安全確保，患者とECMO装置の適切な距離の維持，ECMO移動の補助
看護師1	静脈ルート等の安全確保，点滴台移動
看護師2	バイタルサインおよび患者状態の確認，その他外回り業務
理学療法士	患者移動の介助・実行
臨床工学技士	ECMO装置側の回路保持，ECMO装置移動，ECMO流量等の異常の覚知

表5　VV-ECMO装着患者のリハビリテーション実施時の確認・実施するべき7ステップ

ステップ	
1	理学療法開始前に多職種によるリスクアセスメント
2	理学療法と呼吸療法の日々のアセスメント
3	身体運動によるECMOカニューレの動きや安全性を検討
4	多職種による血行動態・呼吸状態の安定性を検討・確認
5	実施するメリットとリスクを患者・家族等に説明
6	実施時，患者の意識状態に合わせて同意を得る
7	患者の苦痛除去のために，開始時に鎮痛を適正化

文献11）を参考に作成

もあれば，レントゲン撮影による確認を行うことを厭ってはいけません．人工呼吸器・ECMOの条件，離床時に一時的に変更した持続点滴条件が元の量に戻っているかなどを確認します．離床終了後に再度，ECMOチェックリストを用いてECMO全体の状態を確認します．

多職種による協働の重要性について

ECMO実施下の早期離床をはじめとする積極的リハビリテーションを安全に実施するためには，看護師，医師，理学療法士，臨床工学技士などがそれぞれの視点から病態評価，問題点，危険性についての情報をチーム内で共有し，治療の方向性を検討する必要があります[6, 15]．当院では日々の回診，定期的な多職種カンファレンスで情報共有を行っています．

一方で，『リスクよりもメリットが十分あると多職種によって包括的に判断できる場合以外は，体動を伴う介入は見合わせることが望ましい』[1]という安全性の側面でも，多職種での議論は有効です．

事前教育・シミュレーションの重要性

定期的な情報共有や訓練は，実際のECMO装着患者の早期離床を達成することにつながります．また，合併症・トラブルに迅速に対応する能力の向上にもつながります．併せて，訓練を通して多職種が定期的なシミュレーションの機会

をもつことでチーム内のコミュニケーション能力の向上にもつながります．当院ではシミュレーションを用いて定期的なECMO管理を学ぶ機会を設定しています．

家族への介入

患者の認知機能，精神機能まで見据えたリハビリテーションにおいて，家族の関与は欠かせません．また，数日前までは元気であった患者の急速な悪化により，『最後の砦（とりで）』と表現されるVV-ECMOを必要とする状態に直面する家族は大きなストレスにさらされます．この家族への影響は数年以上続く場合があると報告されています[16]．このPICS-Fの予防のためには医療従事者と家族間の良好なコミュニケーション，家族の面会環境への配慮，家族へのリハビリテーションをはじめとするケアへの関与など，看護師が主体として介入するべき要素が多数あります[17]．

看護師の 👀

従来の重症患者と同様に，VV-ECMO患者の早期離床を含む積極的リハビリテーションは，その患者の救命後のADL・社会復帰も視野に入れた予後に大きな影響を与えます．同時に，ECMO患者の積極的リハビリテーションには複数のリスクが存在することも事実です．多職種の知識・評価，さらには個々の医療従事者の経験や日々の学習から得られる知恵を結集することが，患者の良好な予後につながります．

引用・参考文献
1）髙橋哲ほか：集中治療における早期リハビリテーション　根拠に基づくエキスパートコンセンサス．日本集中治療医学会雑誌，24(2)：255-303, 2017.
2）Hodgson CL, et al：Expert consensus and recommendations on safety criteria for active mobilization of mechanically ventilated critically ill adults. Crit Care, 18(6)：658, 2014.
3）三角香織ほか【Respiratory ECMO】Respiratory ECMO中のリハビリテーション．ICUとCCU, 43(10)：579-586, 2019.
4）ECMO-PT Study Investigator, International ECMO Network：Early mobilisation during extracorporeal membrane oxygenation was safe and feasible: a pilot randomised controlled trial. Intensive Care Med, 46(5)：1057-1059, 2020.
5）Abrams D, et al：Early mobilization of patients receiving extracorporeal membrane oxygenation：a retrospective cohort study. Crit Care, 18(1)：R38, 2014.
6）Ko Y, et al：Feasibility and Safety of Early Physical Therapy and Active Mobilization for Patients on Extracorporeal Membrane Oxygenation. Asaio J, 61(5)：564-568, 2015.
7）Dubb R, et al：Barriers and Strategies for Early Mobilization of Patients in Intensive Care Units. Ann Am Thorac Soc, 13(5)：724-730, 2016.
8）堅田紘ほか：【今，改めて学び直す！ECMO管理】ECMO装着患者の早期リハビリテーションの実際．重症集中ケア，19(5)：51-56, 2020.
9）岩永航ほか：【ECMOを用いた呼吸不全の治療戦略】ECMO中のリハビリテーション．人工呼吸，32(1)：33-36, 2015.
10）増山ほか：【ECMOを極めるII-ICU管理編】ECMO管理の連携を極める　ECMO管理中のリハビリテーション．救急医学，44(3)：308-313, 2020.
11）Eden A, et al：In-patient physiotherapy for adults on veno-venous extracorporeal membrane oxygenation - United Kingdom ECMO Physiotherapy Network：A consensus agreement for best practice. J Intensive Care Soc, 18(3)：212-220, 2017.
12）池田督ほか：【ECMOを極めるI-ER導入編】ECMOの管理を極める　Awake ECMOの管理．救急医学，44(2)：222-228, 2020.
13）伊藤真ほか：体外式膜型人工肺管理下で理学療法を実施した新型コロナウイルス感染症による重症肺炎の1症例．理学療法学，48(1)：117-123, 2021.
14）崎元直，黒田智，劉啓：【寝たきりゼロへ進化中　実践！離床完全マニュアル2】(Chapter 4)ここがポイント！安全な離床の進め方(Section 03)　重症患者における離床の進め方．Early Mobilization Mook, 4：162-169, 2018.
15）中村俊：【リハビリテーション医療における呼吸器診療】救急医療からみた呼吸リハビリテーション．MEDICAL REHABILITATION, 2015(189)：71-77, 2015.
16）新井正康：【コラム】PICS-F(family)とは何か？．INTENSIVIST, 10(1)：98-106, 2018.
17）鈴木裕，関口拓：【ECMOを用いた呼吸不全の治療戦略】ECMO中の看護．人工呼吸，32(1)：28-32, 2015.

ウィーニング

POINT

- ☑ ECMOのサポートを減らし，離脱に向かう過程が「ウィーニング」です．
- ☑ ウィーニングが順調か否かは，主に動脈血ガスと患者の呼吸様式で評価します．
- ☑ Sweep gas流量をゼロにできればECMOの離脱を考慮します．

ウィーニングとは

　治療が奏功し自己肺が回復してくると，動脈血ガスの改善，肺コンプライアンスの改善，胸部X線の透過性改善といった徴候がみられるようになります．このような自己肺の回復徴候がみられたら，ECMO離脱を目指してECMOのサポートを減らしていきます．

　ECMOのサポートを減らすということは，これまでECMOにより行われていたガス交換，すなわち血液の酸素化と二酸化炭素の排出を，再び自己肺へ移行していくことを意味します（図1）．このECMOのサポートを減らし離脱に向かう過程が「ウィーニング」です．

ウィーニング中の患者への対応

　ウィーニングが順調か否かの判断は，動脈血ガスと患者の呼吸様式から行います（表1）．ECMOのサポートを減らしたとき，酸素化の悪化（SpO$_2$やPaO$_2$の低下），二酸化炭素貯留（PaCO$_2$の上昇）による呼吸性アシドーシス（pHの低下），頻呼吸や努力様呼吸がみられた場合，自己肺の回復は不十分であると判断し，ECMOのウィーニングは中止します[1]．

　ウィーニング中は自己肺でのガス交換に移行するため，人工呼吸器の設定をLung rest設定（p.49「ECMO開始後の呼吸器設定」参照）から肺保護換気設定の

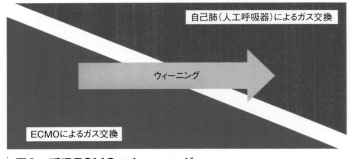

図1　呼吸ECMOのウィーニング

（図中：自己肺（人工呼吸器）によるガス交換／ウィーニング／ECMOによるガス交換）

表1　ウィーニング中の評価項目

- ☑ 動脈血ガス
  - ☑ PaO$_2$ は正常
  - ☑ PaCO$_2$ は正常
  - ☑ pH は正常
- ☑ 呼吸様式
  - ☑ 頻呼吸なし
  - ☑ 努力様呼吸なし

SpO$_2$：percutaneous arterial oxygen saturation，経皮的動脈血酸素飽和度
PaO$_2$：partial pressure of arterial oxygen，動脈血酸素分圧

範囲内で強化することが多いです．しかし，肺保護換気設定から逸脱するような人工呼吸器設定まで上げて，ECMOのウィーニングを強行することは厳禁です．

ウィーニング中のECMOへの対応

ECMOのサポートは，ECMO流量，Sweep gas中のF_dO_2，Sweep gas流量で主に規定されます．そのため，ECMOのウィーニングではこれらの設定を変更しますが，その方法は施設によりさまざまで，確立した方法はありません[2]．

ウィーニングにおけるECMOの設定変更の例として，まず，酸素化という視点からF_dO_2を漸減していき，続いて，二酸化炭素の排出という視点からSweep gas流量を漸減していく方法[3]があります（**図2**）．

第1段階では，5分ごとにF_dO_2を100%→60%→30%→21%と下げていきます．途中，酸素化や呼吸様式に問題があった場合，ウィーニング失敗と判断します．これらに問題がなく，最終的にF_dO_2を21%まで下げられれば，自己肺での酸素化に問題はないと判断し，第2段階に進みます．

第2段階では，5〜10分ごとにSweep gas流量を30%ずつ下げていきます．途中，酸素化や呼吸様式に問題があった場合，ウィーニング失敗と判断します．これらに問題がなく，最終的にSweep gasをゼロまで下げられれば，自己肺での二酸化炭素の排出にも問題はないと判断し，ECMOの離脱を考慮します．

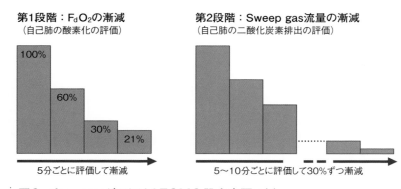

第1段階：F_dO_2の漸減
（自己肺の酸素化の評価）

100%
60%
30%
21%

5分ごとに評価して漸減

第2段階：Sweep gas流量の漸減
（自己肺の二酸化炭素排出の評価）

5〜10分ごとに評価して30%ずつ漸減

図2　ウィーニングにおけるECMO設定変更の例

看護師の 👀

ウィーニングでは，ECMOの設定を変更しサポートを減らすことで，これまでECMOが肩代わりしてきた血液の酸素化と二酸化炭素の排出を，再び自己肺に担わせることになります．ウィーニングを進められるかどうかの判断には，動脈血ガスだけでなく，ベッドサイドでの患者の呼吸様式などの観察も極めて重要です．

引用・参考文献
1) 鈴木裕之ほか：第6章　ECMO離脱基準．症例に学ぶ成人呼吸ECMO管理（前橋赤十字病院ECMOプロジェクトチーム編）．p.39，へるす出版，2015．
2) Broman LM, et al：Weaning from veno-venous extracorporeal membrane oxygenation: how I do it. J Thorac Dis, 10(5)：S692-S697, 2018.
3) Francesco Vasques, et al：How I wean patients from veno-venous extra-corporeal membrane oxygenation. Critical Care 23(1)：316, 2019.

$PaCO_2$：partial pressure of arterial carbon dioxide，動脈血二酸化炭素分圧
F_dO_2：fraction of delivered oxygen，供給酸素濃度

離脱

離脱

POINT

☑ ECMOは簡単に再導入できません.

☑ 離脱トライアル中は，患者とECMO回路の詳細な観察が必要です.

☑ 離脱に関連する合併症を予防します.

はじめに

　ECMOでは，太いカニューレを血管内に深く留置することやカニューレ断端の清潔保持が困難であることより，血栓，塞栓，出血，感染のリスクが高く，通常はECMO停止と同時にカニューレも抜去します．ECMOのカニュレーションは侵襲度が非常に高く，アプローチできる血管もかぎられるため，ECMOは簡単に再導入できません．そのためECMOの離脱は，導入以上に慎重な判断が必要です．

　ECMO離脱前には，離脱トライアルが行われます．その方法は施設ごとに異なりますが，ECMO流量を2.0L/minぐらいまで下げ，送気を止め，数時間から1日程度観察を行います．人工呼吸器は肺保護換気を大きく逸脱しない設定（例：FiO_2 0.4，PEEP 5～10cmH$_2$O，ΔP 10cmH$_2$O）とし評価します．送気を止めても，人工肺で二酸化炭素が拡散することがあるため，人工肺ガス出入口をラップで包み二酸化炭素の拡散を予防して評価します（**図1**）．

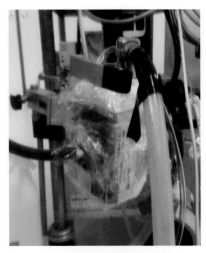

図1　人工肺の二酸化炭素拡散予防法

人工肺ガス出入口をラップで包み二酸化炭素拡散を予防している．

FiO$_2$：fraction of inspiratory oxygen，吸入中酸素濃度
PEEP：positive end-expiratory pressure，呼気終末陽圧

出血やECMO機器のトラブルなどで，離脱トライアルなしで緊急にECMOを離脱する場合，離脱後の呼吸・全身状態の悪化やECMO再導入のリスクは高くなります．

以下，ECMO離脱前，離脱時，離脱後に注意すべきポイントをあげます．

患者への対応

❶ 離脱前

ECMO離脱前に，ECMO下で安全にできる処置は必要に応じて施行しておきます．たとえば，緊急で気管挿管されて気管チューブ径が小さい場合や，気管チューブ内腔が分泌物で狭窄や汚染している場合，ECMO中に気管チューブの交換を行います．小児で解除困難な無気肺がある場合，ECMO下であれば抜管して太い気管支鏡でトイレッティングを行うこともできます[1]．

離脱トライアル中は，より詳細な観察が必要になります．血液ガスの結果だけでなく，呼吸回数，呼吸パターン，バイタルサイン，表情などを観察し，患者がECMO離脱に耐えられるか評価します．

❷ 離脱時

カニューレ抜去時，カニューレに付着した血栓で肺塞栓を起こす可能性があり，カニューレ抜去時にあえて出血させて血栓を除去することがあります．内頸静脈カニューレ抜去時に強い自発呼吸があると空気塞栓の危険性があります．抜去時は頭低位にし，人工呼吸中は筋弛緩薬を使用して呼吸を止めるか，吸気時に陽圧をホールドします．自発呼吸患者では，バルサルバ法（十分に息を吸った後にいきむ）をしてもらいます．空気塞栓が疑われる場合，空気が右室心尖部にトラップされるように頭低位・左半側臥位にします．

カニューレ抜去後，経皮的穿刺の場合は用手圧迫で止血は可能です．しかし，中長期間に太いカニューレが留置されるため，穿刺部は瘻孔化し，空気塞栓，感染の危険性があるため皮膚の縫合が必要です．外科的にカットダウン（皮膚を切開して血管を露出し，血流を遮断のうえ血管を切開してカニューレを留置する方法）で留置した場合や，ECMO離脱後も引き続き抗凝固療法を続ける場合には，外科的に抜去止血します．

❸ 離脱後

離脱後は，呼吸不全の再燃に注意が必要です．肺保護換気ができているか（過剰な換気量はないか，過剰な圧がかかっていないか，吸入酸素濃度は高くないか，など），患者の呼吸・全身状態は改善傾向か，適宜評価します．

カニューレ抜去部位の出血は，外へ出血するとわかりやすいですが，内部で血腫を形成しながら出血が続く場合には発見が遅れる可能性があります．透明なドレッシング材を用いて観察を行い，皮膚の色調の変化や腫脹の有無を見逃

さないようにしなければいけません.

ECMOへの対応

❶ 離脱前

　離脱トライアルでの送気停止や送気流量を減らしてきていた場合は，人工肺に結露が生じ人工肺機能が低下している可能性があります．離脱トライアルを中止してECMOのサポートに戻す場合には，再開時に酸素フラッシュを行います．また，2.0L/min以下の少ないECMO流量では，血栓形成の危険性が高まります．いつも以上に詳細なサーキットチェックが必要です．

❷ 離脱時

　抜去したECMO回路およびカニューレは，汚染に注意してすみやかに処分します．とくに，鉗子で遮断した部位から先の回路やカニューレ内に残った血液が飛び散って，患者環境やECMO機器を汚染する危険性があります．

❸ 離脱後

　ECMO再導入に備えて，すみやかにメンテナンスおよび準備を行います．

離
脱

看護師の 👀

　ECMOは，とくにカニュレーションの侵襲度が高く，簡単に再導入できないため，離脱には導入以上に慎重な判断が必要です．離脱トライアルは，患者だけでなくECMO回路にも負担がかかるため，詳細な観察が必要です．ECMO下で安全にできる処置は，離脱前に必要に応じて済ませておきます．離脱時，離脱後にも，離脱に関連する合併症発生の可能性があり，予防しなければなりません．

引用・参考文献

1）澤田健ほか：膜型人工肺下の小児鋳型気管支炎に対し，気管チューブを抜管し太い気管支鏡を用いて粘液栓を除去した1例．日小児麻酔会誌，26：24-28, 2020.

移動（CTなど）

POINT

- ☑ 準備・搬送前・搬送中・搬送後の各フェーズにおいて必要なことを，参加するスタッフはきちんと把握しましょう.
- ☑ 搬送中の人員配置はどんな時でも固定して（往路・復路含めて），役割分担を明確にしましょう.
- ☑ 搬送後にデブリーフィングを行って，チェックリストのアップデートやさらなる安全搬送を考えましょう.

ECMO患者の移動

呼吸ECMO患者は，治療期間が長期化しやすく，診断や治療を行うにあたり「病院内搬送」が必要になります．安全で確実な病院内搬送を実施するにあたり，搬送手順や経路に習熟していることが求められます．搬送中の機器トラブルや患者の急変への対応など，しっかりとした準備をして出発しましょう（**図1**）.

事前準備

❶集中治療室から目的地への経路・搬送先を把握しよう

廊下やエレベーターの広さ，CT室などの広さや配置は病院ごとに異なります．エレベーターを使用する場合はベッド＋ECMOが積載可能か，ベッドのままでCT室等へ搬入可能か事前に把握しなければなりません．場合によっては，事前にストレッチャーへの移動が必要になるかもしれません.

出発前
- ☐ 搬送先の共有
- ☐ 人員の調整
- ☐ 搬送経路の確認
- ☐ 必要薬剤の準備
  - ☐ アドレナリン注 1mg/mL　2本
  - ☐ ノルアドレナリン10倍希釈液* 20mL
- ☐ 必要物品の準備
  - ☐ ジャクソンリース
  - ☐ 酸素ボンベ　3本
    - ☐ 酸素出口ノズルタイプ　2本（1本予備）
    - ☐ パイピングタイプ　1本
- ☐ 熱交換器の取り外し

出発直前
- ☐ サーキットチェック
- ☐ 搬送人員の役割確認

搬送
- ☐ リーダーを中心にチームダイナミクス形成
- ☐ 役割遵守

CT撮影
- ☐ ベッド移乗
- ☐ 監視（患者ならびにECMO）

帰室時
- ＜ ECMO ＞
- ☐ 電源コンセントへの接続
- ☐ 熱交換器の接続
- ☐ サーキットチェック
- ＜患者＞
- ☐ モニターの付け替え
- ☐ 人工呼吸器の付け替え
- ☐ 患者診察

図1　病院内搬送チェックリスト

ベッドでの搬送を想定.

CT：computed tomography，コンピュータ断層撮影

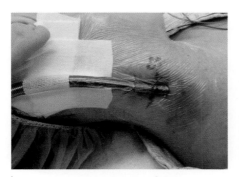

図2 しっかりとしたテープ固定

❷ECMO患者の安全が担保されるか確認しよう

ECMOカニューレはもちろん，挿管チューブや中心静脈カテーテル，動脈ラインから尿道留置バルーンカテーテルにいたるまで，きちんとテープで固定されているかをチェックします．移動中の計画外抜去は絶対に起こしてはなりません．**図2**にテープ固定の例を示します．

搬送前

❶役割分担と準備物品を確認し，ECMO患者を安定化しよう

図3に6人で移動する場合の人員配置と役割分担を示しました．事前に役割分担を決めることが移動中のトラブルを少なくします．また，点滴類が多い場合は不要なものを外して必要最小限にします．突然の血圧低下などに備えて，フェニレフリン塩酸塩（ネオシネジン®）やエフェドリン（エフェドリン®），ノルアドレナリン（ノルアドリナリン®）など，使い慣れた昇圧薬を準備します．ECMOトラブルは起きてほしくはないですが，緊急時のハンドクランクはすぐに使える位置にきちんとセットされているか，今一度確認します．

浅鎮静で体動が多い場合などは移動中のリスクを考慮して，鎮静深度を深くする必要があるかもしれません．医師と相談して，安全な搬送を目指します．また，「ECMO病院内搬送時チェックリスト」を作成して，酸素配管の切り替えやバッテリー残量のチェックなどを定型化することも必要です．

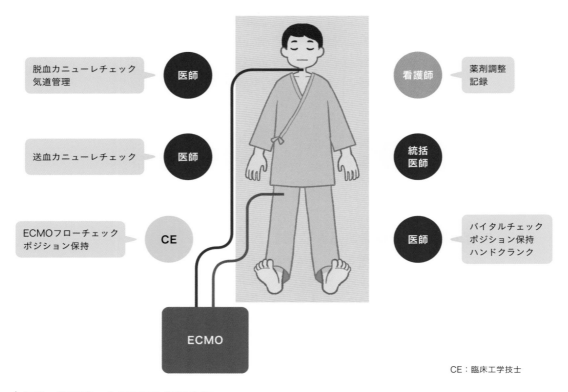

図3　移動時の人員配置と役割分担

CE：臨床工学技士

搬送中

❶ 役割分担に従って連携をはかろう（図4）

　出発したときから数分おきに，バイタルチェック係はバイタルサインを読み上げます．ECMOフローチェック係はフローを読み上げます．記録係は時間経

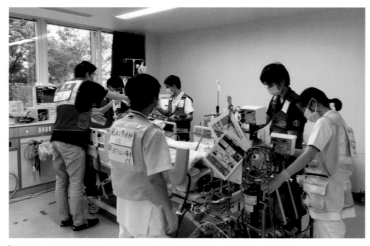

図4　搬送時の役割分担を明確にする

電源や酸素配管を接続し，チェックリストに則って確認を複数名で行う．この後，デブリーフィングを行って，反省点や次回への改善点を話し合っていく．

過とともに，それらを記載していきます．カニューレを任された人は絶対に抜けないように注意します．

統括医師はそれらを俯瞰的に把握し，安全な搬送となるように注力します．往路も復路も同じように実施します．

❷ 搬送先でも気を抜かずに安全の確保に努めよう

図5のように，CT撮像中もバイタルチェックはもちろん，点滴やECMO回路が抜去されていないか随時見ている必要があります．複数名で協力して行いましょう．

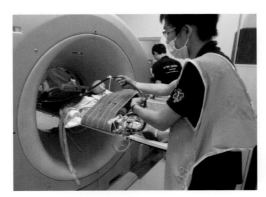

図5　CT室での活動

搬送後

❶ チェックリストに則ってサーキットチェックを実施しよう

詳細は他の項目に譲りますが，集中治療室に戻ったことで「搬送終了」とはなりません．コンセントや酸素の付け替えが行われているか，カニューレの位置に変更がないか等々，チェックリストに則ってサーキットチェックを行います．併せて，患者のバイタルサインもチェックして出発前と変化していないかを確認します．

看護師の 👀

病院内搬送の一連の流れを示しました．搬送にかぎりませんが，事前準備が大切であることはいうまでもありません．チェックリストの作成をすることで，インシデント・アクシデントは減らせます．施設ごとに適した方法があるはずですし，各搬送後にデブリーフィングを行ってアップデートしていきましょう．

引用・参考文献
1) Annich GM, et al（eds）：ECMO Extracorporeal Cardiopulmonary Support in Critical Care 4th Edition．Extracorporeal Life Support Organization, 2012.
2) Brogan TV, et al（eds）：ECMO Extracorporeal Cardiopulmonary Support in Critical Care 5th Edition．Extracorporeal Life Support Organization, 2017.

ECMO施行中の栄養

POINT

☑ 栄養療法の原則は可能な限り早期から行うことであり，ECMO装着においても同様です．

☑ 患者ごとの開始時期，投与エネルギー量，投与経路を検討し，栄養療法が適切か評価します．

☑ 嘔吐など不耐性が出現した際の対応を知っておきましょう．

　ECMO患者に特化したガイドラインは存在せず，ECMO施行中の栄養の適切な開始時期，投与エネルギー量，投与経路について，まだまだわかっていないことが多いのが現状です．そのため，重症患者に対する標準的なガイドラインに準じた栄養管理が基本となります．現時点での推奨される栄養の開始時期，投与エネルギー量，投与経路について述べていきます．

開始時期

　ECMO患者においても48時間以内の早期経腸栄養を検討すべきであると考えられます．ただし，循環動態が安定していないVA-ECMO症例では，腸管虚血のリスクがあるため，開始時期を慎重に評価する必要があります．

投与エネルギー量

　現在の一般的なガイドラインに基づき，ECMO施行中の患者に投与すべきエネルギーとタンパク質の量は以下のように考えられています[1]．

・エネルギー：25 〜 30kcal/kg/day
・タンパク質：1.2g/kg/day以上

　ただし，あくまで目安であり，ECMO装着下でのリハビリや離床の状況で適宜増量するべきであると考えられます．

　本来，必要エネルギーは間接熱量計により安静時エネルギー消費量(REE)を測定することが望ましいのですが，現状ではECMO施行中の患者におけるREEの測定の信憑性と有用性は確立していません．

VA-ECMO：veno-arterial ECMO，静脈脱血−動脈送血ECMO
REE：resting energy expenditure，安静時エネルギー消費量

表1 経鼻胃管と経十二指腸チューブの比較

	経鼻胃管	経十二指腸チューブ
用途	・胃液ドレナージ ・経胃栄養	・経十二指腸栄養
挿入方法	・盲目的に挿入可	・透視下，内視鏡下が一般的
挿入難易度	・容易	・手技に習熟が必要
逆流	・多い	・少ない
投与方法	・持続投与または間欠投与	・持続投与のみ
よい適応	・早期に経腸栄養を開始したい患者	・胃残量の多い症例 ・誤嚥リスクの高い症例

投与経路

　ESPENのガイドラインでも経腸栄養の開始はまず経胃投与を推奨していますが，不耐性があり，消化管機能改善薬の投与でも改善しない場合や誤嚥リスクの高い患者においては，幽門後経路への変更を考慮すべきとされています[2]．幽門後からの経腸栄養投与を第一選択としている施設もあります．

　ECMO施行中は鎮静薬や麻薬性鎮痛薬の投与による嘔吐などの不耐性の出現，また，腹臥位療法を行った場合は腹圧上昇に伴う不耐性が問題となることがあります．

　表1は経鼻胃管と経十二指腸チューブの比較です．それぞれの方法には長所・短所があります．

■ 経腸栄養チューブ挿入追跡装置（CORTRAK* 2®）

　最近，栄養チューブを幽門後へ容易に挿入するために開発された，経腸栄養チューブ挿入追跡装置（CORTRAK* 2®）（**図1**）が使用されつつあります．

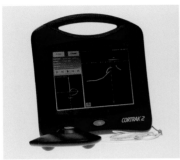
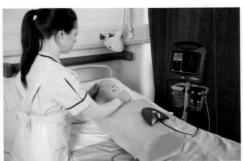

図1 経腸栄養チューブ挿入追跡装置（CORTRAK* 2®）

写真提供：アバノス・メディカル・ジャパン・インク

　CORTRAK* 2®は，ガイドワイヤー先端に微小電流を流し磁場を作り，それを心窩部に置いた受信機で受信します．チューブを進めると磁場の大きさが変わるの

Keyword

不耐性

「胃内残量増加，腹部膨張，嘔吐，下痢，何らかの不快感により経腸栄養を中止した場合」と定義される．ICU患者のうち30.5%で経腸栄養開始後に不耐性を生じ，内訳として18%が胃内残量増加，11%が嘔吐もしくは下痢であったと報告されている[3]．不耐性がなかった場合に比べて，不耐性が生じたことは栄養の充足率の低下，人工呼吸器非装着期間の短縮，ICU滞在期間の延長，死亡率の上昇と有意に関連があったと報告されている[4]．

で，それらを受信機が検知することで受信機に対するチューブ先端の相対位置がわかり，その結果を連続的にモニターに表示することでチューブ先端の動きの軌跡が描かれる仕組みです（**図2**）.

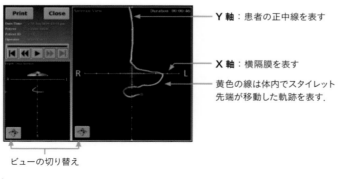

Y軸：患者の正中線を表す

X軸：横隔膜を表す

黄色の線は体内でスタイレット先端が移動した軌跡を表す.

ビューの切り替え

> **図2　CORTRAK* 2®留置画面**

　メリットとして，ベッドサイドで行えること，放射線の被曝がないこと，内視鏡検査という専門的な技術を要しないことがあげられます．不耐性が生じた，もしくは生じる可能性が高い患者において，CORTRAK* 2®の使用下で栄養チューブを幽門後へ挿入し，経腸栄養を行うことは有効な選択肢の1つになる可能性があります.

看護師の 👀

　ECMO患者に特化した栄養ガイドラインは存在しないため，重症患者に対する標準的なガイドラインに準じて栄養療法を行うことが基本です．ECMO患者はさまざまな理由で不耐性が生じることがあり，その際には適切に対応する必要があります.

引用・参考文献
1）Bear DE, et al：Nutrition support in adult patients receiving extracorporeal membrane oxygenation. Nutr Clin Pract, 33(6)：738-746, 2018.
2）Slinger P, et al：ESPEN guideline on clinical nutrition in intensive care unit. Clin Nutr, 38(1)：48-79, 2019.
3）Gerritsen A, et al：Electromagnetic-guided bedside placement of nasoenteral feeding tubes by nurses is non-inferior to endoscopic placement by gastroenterologists：a multicenter randomized controlled trial. Am J Gastroenterol, 111(8)：1123-1132, 2016.
4）Gungabissoon U, et al：Prevalence, risk factors, clinical consequences, and treatment of enteral feed intolerance during critical illness. JPEN J Parenter Enteral Nutr, 39(4)：441-448, 2015.

ECMO離脱・覚醒後のケア

POINT

- ☑ ECMO管理後に生じ得る合併症を確認しましょう.
- ☑ 覚醒した患者へのケアのポイントを理解しましょう.
- ☑ 患者の転機を想定できるようになりましょう.

まずここを確認： ECMO離脱後の患者に特有の観察項目

ECMO離脱後は，一般的な集中治療患者に見られる合併症の他に，ECMO患者特有の合併症があります．したがって，その特殊性を理解した上で患者を観察する必要があります(**表1**).

❶ 出血と血腫

ECMO装着中は回路内の血栓予防のために，高容量の未分画ヘパリンによる抗凝固療法を実施します．ECMO離脱後は，原則として高容量ヘパリンは使用しませんが，カテーテル抜去部の出血や血腫形成が起こりやすいため注意します．貧血が進行する場合には，他の部位の出血の検索が必要となります．

❷ 深部静脈血栓症（DVT）

ECMO管理中はAwake ECMOが可能な患者以外は，原則として長期臥床を余儀なくされます．また，抗凝固療法を行っていても，一定の頻度でECMOカニューレの長期留置に伴うDVTを認めます．DVTが疑われる場合には，超音波検査やCT検査などによる検索が必要になります．

表1　ECMO離脱後の合併症と観察項目

合併症	観察項目
出血／血腫	・カテーテル抜去部の状態，気道分泌物の性状，胃管排液の性状，腹部膨満，血尿，意識レベル，瞳孔，運動麻痺，Hb，APTT など
DVTと腓骨神経麻痺	・足背動脈の触知，下肢の疼痛，腫脹，熱感，D-dimer，しびれ，麻痺など
感染	・デバイス刺入部の発赤，腫脹，圧痛，排膿，CRP，栄養状態など
せん妄	・痛み・不穏・せん妄の評価ツールを用いて観察（**表2**）
皮膚トラブル	・デバイスとの接触部位や褥瘡好発部位の観察，乾燥・浮腫・末梢循環不全の有無
呼吸不全	・酸素化，換気量の変化，SpO₂，痰の性状，呼吸音の変化など
循環不全	・HR，BP，尿量，乳酸値，チアノーゼの有無など

DVT：deep venous thrombosis，深部静脈血栓症
APTT：activated partial thromboplastin time，活性化部分トロンボプラスチン時間
CRP：C-reactive protein，C反応性タンパク

❸ 神経障害

　長期臥床ではとくに腓骨神経麻痺の予防が重要になります．ECMO離脱後もクッション等を用いて良肢位を保ち，覚醒後は神経障害がないか運動機能の評価を行いましょう．

❹ 感染

　ECMO装着患者は，重症疾患への罹患に加え，栄養状態の低下などのさまざまな要因によって免疫機能が低下しています．そして，ECMOカテーテルが抜去された後も，さまざまなデバイスが留置されていることから，人工呼吸器関連肺炎(VAP)，カテーテル関連尿路感染(CAUTI)，カテーテル関連血流感染(CRBSI)など感染リスクが非常に高い状態です．

　そのため，デバイス刺入部の観察によって感染徴候を早期に発見するとともに，デバイスの必要性を日々評価して早期に抜去することも重要です．

❺ 鎮痛・鎮静

　せん妄を発症すると，集中治療室滞在日数や入院日数が延長することが知られています．そのため，「日本版・集中治療室における成人重症患者に対する痛み・不穏・せん妄管理のための臨床ガイドライン」[4]では，痛み，不穏，せん妄管理が適切に行われているか，スケールを用いて経時的に評価していくことを推奨しています．

　しかし，最近の呼吸ECMO管理のトレンドは自発呼吸誘発性肺傷害(P-SILI)予防や腹臥位の推奨などのため，深鎮静・深鎮痛での管理となります．そのため，PADプロトコールの適応となる場合が大部分です．

❻ 皮膚状態

　ECMO離脱後も，栄養状態の低下をはじめ，浮腫や末梢循環不全など多岐にわたる要因によって皮膚障害が生じやすい状態にあります．褥瘡や医療関連機器圧迫創傷(MDRPU)予防のためには，観察，除圧，皮膚の保全が重要です．

　とくに除圧においては，体位変換に加えてエアマットレスやクッション，スライディンググローブを効果的に使用することが重要です．また，定期的な保清および保湿によって皮膚の保全を行うことも大切です．デバイスと皮膚の接触する部位に対しては，ドレッシング材やクッション材を使用することで，皮膚への圧迫や摩擦を低減することができます．

❼ 呼吸不全の再燃

　ECMO離脱は「自己肺の機能がECMO離脱に耐えられるかどうか」を十分に評価してから実施します．しかし，離脱後に呼吸不全の再燃，あるいは感染等

VAP：ventilator-associated pneumonia，人工呼吸器関連肺炎
CAUTI：catheter-associated urinary tract infection，カテーテル関連尿路感染
CRBSI：catheter-related blood stream infection，カテーテル関連血流感染
P-SILI：patient self-inflicted lung injury，自発呼吸誘発性肺傷害
PAD：pain(痛み)，agitation(不穏)，delirium(せん妄)
MDRPU：medical device related pressure ulcer，医療関連機器圧迫創傷

表2 身体的快適さを提供する具体例

- ・安楽な体位にする．なるべく抑制をせず，痛いところを自ら表出できるような時間をつくる 触覚
- ・テレビを見る．好きな絵や家族の写真などを見える位置に置く 視覚
- ・好きな音楽を聴く．家族（子どもや孫など）のメッセージなどを流す 聴覚
- ・好みのアイスや果汁などを舐め，可能なら食べてもらう 味覚
- ・落ち着くような香り，好きな香りのケア用品を取り入れる 嗅覚

文献1）p.105より一部改変

表3 覚醒後に患者に説明すること

- ・**場所・日時**
- ・**自分が誰であるのか**
- ・**患者の状態**
  - ・挿管して人工呼吸器によるサポートを受けていること
  - ・病状
  - ・ECMOが装着されていたこととその経緯　など
- ・**今後の見通し**
  - ・どれくらいで人工呼吸器を離脱できるのか
  - ・離床はいつ頃か
  - ・退院の見込み　など

> スキントラブル予防の
> ポイント
> ・体位変換やエアマット
> レスなどの使用による
> 除圧
> ・保清および保湿による
> 皮膚の保全
> ・ドレッシング材などの
> 使用による皮膚への圧
> 迫・摩擦の低減

による循環不全を発症し，ECMOを再導入する場合もあり，早期に異常に気づくことが求められます．

患者に状況を説明：覚醒した患者のストレスへの対応方法

　覚醒した患者は肉体的なストレスに加えて，不安や混乱など精神的なストレスも多く，せん妄をきたす患者も少なくありません．ECMO離脱後も人工呼吸器が装着されている患者に対して，看護師は，①身体的苦痛への対応，②コミュニケーションのとり方と工夫，③現状認知を促進させるアプローチの3点を考慮して説明していく必要があります．また，家族も治療へ参加していけるように，④家族へのサポートも必要です．

①身体的苦痛への対応
②コミュニケーションの撮り方と工夫
③現状認知を促進させるアプローチ
④家族へのサポート

❶ 身体的苦痛への対応

　覚醒した患者の感覚は，非常に敏感になっています．看護師は身体的な苦痛をできるかぎり取り除き，「身体的快適さ」を提供していく必要があります（**表2**）．

　また，気管吸引や体位変換など，一時的に苦痛を生じる可能性がある処置を行う際には，事前に処置の必要性を説明するとともに，処置の終了後にはねぎ

らいの言葉をかけ，安心感を抱かせることも大切です．

❷ コミュニケーションのとり方と工夫

気管挿管による最大の苦痛は，声が出ない，声が出せないということです．

そうした患者とコミュニケーションをはかるうえで最も大切なことは，看護師が患者の訴えを理解しようとする姿勢です．患者は非言語的コミュニケーション（身振り，手振り，表情，目線，口元のわずかな動きなど）によって，苦痛を訴えたり意思表示をします．患者の訴えを理解することが困難な場合もありますが，看護師の態度が共感的，支持的であれば，患者は「応えてもらっている」という安心感を得て，信頼関係の構築につながります．

❸ 現状認知を促進させるアプローチ

患者が自身のおかれた状況および今後の見通しを理解できず，あるいは誤って解釈してしまうと，不安や恐怖，孤独，絶望感につながります．そのため，看護師は患者に対して現在の状況を伝え，今後のことについて説明する（情報提供する）ことが求められます（**表3**）．

大切なことは，常に患者の反応（頷きや視線の動きなど）をみて理解度を確認しながら，ゆっくりとていねいにわかりやすく説明することです．理解しているようでも実際には十分でないことや，忘れてしまうこともあるため，繰り返し説明することも必要です．

現状認知を促進させるため，患者の視線などを常に観察することで理解度を確認し，ゆっくりとていねいにわかりやすく状況を説明しましょう

❹ 家族へのサポート

患者のストレスを軽減するためには，家族による励ましや支えが不可欠です．しかし，家族が不安定でいると患者も不安を抱き悪循環になってしまうため，家族が安心して治療の場にいられるように家族をサポートすることも重要です．

状況別 社会復帰の目途：原疾患の治療，ADL，合併症予防

ECMO離脱後，患者がどのような転帰をたどるかは一概にはいえませんが，当院での例をいくつかの場合に分けて説明します（**表4**）．

❶ 独歩退院

原疾患の治療が奏効し，合併症の発生もなく，ECMOを離脱した場合，リハビリテーションを行った後に独歩で退院となります．比較的若年の患者で基礎疾患が少ない場合に，このような経過をたどることが多いです．

❷ リハビリテーション病院へ転院

原疾患の治療が終了しても，リハビリテーションを継続する必要があり，転

表4 ECMO離脱後の転帰とそれに影響を与える因子

離脱後の転帰	原疾患の治療	ADL	合併症予防
①独歩退院	○	○	○
②リハビリテーション病院へ転院	○	△	○
③かかりつけ病院などへ転院	○	○〜×	○
④合併症発症による入院の長期化	△〜×	○〜×	△〜×
⑤ECMO離脱困難	×	○〜×	○〜×

院するケースです．人工呼吸器管理を要する重症の患者に発生する神経筋合併症(ICU-AW)の発症や廃用症候群の進行により，社会復帰まで長期間かかる場合もあります．

❸ かかりつけ病院などへ転院

ECMO治療のために他院から転院してきた場合，治療が奏効しECMOを離脱した後には，治療継続目的に元の病院へ転院していくことがあります．当院はECMOセンターとしての役割を担っているため，ECMO治療を目的とした転院も多くあります．

❹ 合併症発症による入院の長期化

CAUTIやCRBSIといった感染症，PE/DVTの発症などによるICU入室期間の遷延は，一般病棟への転出や離床，社会復帰が遅れることにつながります．

❺ ECMO離脱困難

ECMOを装着する患者の治療目標は，ECMOを離脱して社会復帰することですが，残念ながら，治療が奏効しないためECMOを離脱できず，どこかの段階で撤退の決定がくだされることもあります．また，該当する親族が存在すれば生体肺移植も選択肢になります．

看護師の 👀

ECMO離脱直後は，特有の合併症があることを意識してケアを実施しましょう．それ以外の一般的なケアは一般的な集中治療患者とほぼ同様です．

引用・参考文献
1) 市場晋吾ほか編，氏家良人監：呼吸ECMOマニュアル．p.100-107，克誠堂出版，2014.
2) 梅田亜矢：ECMO管理中の看護・ケア．救急医学，44(3)：314-318，2020.
3) 青景聡之，竹田晋浩：VV ECMO導入から離脱までの管理方法．INTENSIVIST，5(2)：350-352，2013.
4) 日本集中治療医学会J-PADガイドライン作成委員会：日本版・集中治療室における成人重症患者に対する痛み・不穏・せん妄管理のための臨床ガイドライン．2014.
   https://www.jstage.jst.go.jp/article/jsicm/21/5/21_539/_pdf より2021年2月20日検索
5) 山勢博彰：救急・重症患者と家族のための心のケア．p.172-178，メディカ出版，2010.
6) 小倉崇以ほか：やさしくわかるECMOの基本．氏家良人監，p.183-189，羊土社，2018.

ICU-AW：ICU-acquired weakness，人工呼吸器管理を要する重症な患者に発生する神経筋合併症
PE：pulmonary embolism，肺塞栓症

離脱困難(DNAR)：ECMO終末期判断と家族ケア

POINT

☑ ECMOの終末期判断は，サポート臓器の不可逆性をチームで判断します．

☑ 患者や患者家族にチームで寄り添い，緩和ケアを提供します．

はじめに

　ECMOサポートは原疾患の治癒や移植などの治療ゴールに向かって生命維持する臓器代替療法ですが，わが国では，ECMOから肺移植を実現した症例は数例にかぎられ一般的ではありません．つまり，肺傷害が進行し不可逆的と判断される場合は，ECMO離脱困難で救命困難な状況のため，終末期と判断されます．ECMO終末期は，チームと患者家族で緩和の選択肢としてwithhold(治療差し控え)やwithdraw(治療縮小)などを協議し，患者や家族に寄り添う医療を提供します．

ECMO患者の家族と情報共有をするコツ (表1)

　原疾患の改善が得られない場合，ECMOは非常に残酷な延命装置となり得ることが想定されます．患者を支える家族にも十分な理解を得るように情報共有しましょう[1, 2]．ECMOは生命維持装置であり，根治術ではないことを導入時から共有しておくことが重要です．

終末期判断と選択肢提示 (表2)

　主治医を含む複数科の医師，看護師(複数)，CE，その他コメディカルなどで構成される医療チームでの議論が推奨されます[3]．終末期判断をする際には，家族の受け入れ期間も含め，ある程度事前に判断までの期間設定を行います．そして，終末期の選択肢として，withhold(治療差し控え)とwithdraw(治療縮小)の2つがあげられます．

❶ Withhold(治療差し控え)

　新規の治療を追加せず現行治療を継続する方法です．ECMOサポートは継続しますが，その後に起きるECMO機能の低下に対してECMOの取り替えは行いません．

DNAR : do not attempt resuscitation，離脱困難
CE : clinical engineer，臨床工学技士

表1　ECMOフェーズ別の情報共有例

家族と共有すべきこと
ECMO 導入時
□ 原疾患の治療計画
□ 自施設での ECMO 治療成績と予後（離脱率，離脱までの期間，など）
□ 予測される合併症
□ ECMO は時間稼ぎの手段であり，治療ではないこと（ECMO の役割は肺の回復期間までの生命維持装置，移植までの維持療法，など）
□ 治療効果が得られない場合 ECMO が継続できないこと
ECMO 継続中（1か月以内，治療中）
□ 治療経過，今後の治療計画（原疾患への治療効果や予測される期間）
ECMO 継続中（長期間，終末期の判断が必要な状況）
□ 治療経過と終末期の可能性（治療が奏功せず，終末期である可能性を説明）
□ 期間を設けて，終末期について複数医師や多職種医療チームで判断する計画を説明
□ 判断期間で家族には終末期に向けて覚悟をする準備期間としてもらう（**表2**参照）
終末期
□ 終末期の選択肢提示（withdraw/withhold）

表2　終末期選択肢提示への4ステップ

ステップ1	多職種医療チームカンファレンスで共有
ステップ2	家族へ終末期判断をする必要性と評価方法を共有
ステップ3	肺の不可逆性の判断をする（CT，肺生検）
ステップ4	家族へ報告し，緩和方法について協議する

❷ Withdraw（治療縮小）

　ECMOを中止します．この場合，中止したときに予測されること（低酸素や心停止）や，それがどのくらいの期間で起きるのか（中止してすぐなのか，数時間なのか，数日なのか）を，家族が十分に理解し受容できる場合のみECMOを中止できます．各医療施設の倫理委員会で話し合うことが求められます．

終末期ケアと家族ケア

　長期間ECMOは家族へ大きな心理的な負担を与えます．回復を目指して治療をしている最中から，家族とは治療内容や治療経過を共有し，家族の価値観や望みを聞き出し受け止め，十分な信頼関係を築くことが家族ケアとして非常に重要です[4]．

　家族によっては終末期判断後に，これ以上治療ができないため何もやってあげられないと無力感を感じる場合もあります．しかし終末期ケアは，患者に寄り添い何が提供できるかが重要で，家族とそれらについて十分に話し合います．積極的にケアを一緒にしたり，好きな音楽をかけてあげたり，何かできることがないか一緒に考えることで家族の苦痛が和らぐことがあります[4]．

CT：computed tomography，コンピュータ断層撮影法

COVID-19の場合の家族ケア

　患者隔離のため家族は患者の様子を想像することが難しい状況です．家族の不安は非常に大きく，また家族自体も感染者・濃厚接触者である場合や，病院の入館制限などにより医療者と家族もコミュニケーションが不十分となり，家族との信頼関係構築や情報提供に難渋しています．患者家族とのテレビ通話や，定期的なICUダイアリーを家族へ送付することなど，各病院で患者家族に寄り添う工夫が行われています．

看護師の 👀

　ECMO終末期判断の肺傷害の可逆性については，非常に慎重な判断が必要です．多職種，複数科の医師で議論することが求められます．また，家族と終末期判断を進めるために，ECMO導入前から家族の病状理解度を確認し，治療計画や見込みを共有すること，同時に家族の不安や希望を聞くことが重要です．家族ごとに理解力や表現力，事実を受容するスピードは異なるため，多職種チームで家族ケアに関わり，想いを聴くことをお勧めします．

引用・参考文献
1) Stephens AL, et al：Setting Expectations for ECMO：Improving Communication Between Clinical Teams and Decision Makers. Methodist Debakey Cardiovasc J, 14(2)：120-125, 2018.
2) Brodie D, et al：Treatment limitations in the era of ECMO. Lancet Respir Med, 5(10)：769-770, 2017.
3) 日本集中治療医学会ほか：救急・集中治療における終末期医療に関するガイドライン～3学会からの提言～. 2014年11月4日.
　 https://www.jsicm.org/pdf/1guidelines1410.pdfより2021年8月26日検索
4) 日本集中治療医学会：集中治療領域における終末期患者家族のこころのケア指針. 2011年5月26日制定.
　 https://www.jsicm.org/pdf/110606syumathu.pdfより2021年8月26日検索

多摩総合ECMOセンターの ECMOナースの1日

■ 1日の流れ

午前

8：30	8：35	8：40〜	8：50〜	9：00〜	10：00〜	11：30〜
出勤 更衣	朝礼	情報収集	引継ぎ	デバイス・薬剤・機器点検 サーキットチェック 患者観察 環境整備 口腔ケア	ポータブルレントゲン 処置・検査・投薬 清潔ケア ショートカンファレンス	栄養投与 ＊交代で昼食休憩

午後

13：30〜	14：00〜	14：30〜	16：30〜	17：00	17：15
サーキットチェック 患者観察 口腔ケア	病棟カンファレンス	処置・検査・投薬 看護記録	引継ぎ 看護記録	終礼	更衣 退勤

■ はじめに

　ECMOと聞くと，「重症の患者」，「業務が大変」，「特別なケアが必要」などと考え，構えてしまうかもしれません．しかし，他の集中治療を必要とする患者のケアと同じように，一つ一つのケアを確実に実践すれば，なんら問題はありません．本コラムでは，当院におけるECMO装着患者を担当した際のケアの実際について，1日の流れに沿って説明していきます．

■ 出勤

　8時30分までに出勤して更衣を行います．8時35分までには病棟に行き，病棟の朝礼に参加します．ECMOの患者を担当しているからといって，早く出勤する必要はありません．あまりに構えすぎると精神的に疲れてしまいます．昨今は医療従事者の働き方改革も進んでいるので，決められた時間に出勤するようにしましょう．

■ 情報収集

　朝礼の後は情報収集になります．かぎられた時間で情報収集するため，カルテを隅から隅まで読む必要はありません．業務開始時から，おおむね午前中の業務に必要な情報が収集できれば十分です．私は，現病歴・既往歴・アレルギー歴・ECMO導入経緯・治療経過・フローシート・採血結果・画像所見・指示簿・午前中の投薬や検査などのスケジュールを確認しています．

EICUでは最大で2名，EHCUでは最大で4名の患者を担当するので，1人当たりの情報収集には数分しかかけられません．詳しい情報は業務のなかで収集していけばよいと思います．

■ 夜勤者からの引継ぎ

当院では基本的に申し送りはありません．引継ぎまでに前勤務者がカルテに記載できていない情報や夜勤中に処理できない業務についてのみ，引継ぎを受けます．一般論として，人伝ての情報は非常にあいまいですし，間違っていることも多いです．それは，情報の解釈は人によって異なるからです．この点もふまえて，情報はカルテや患者自身から自分で収集することが重要だと考えています．

■ 挿入デバイスの確認

当院にはパートナーシップ・ナーシング・システムが導入されています．そのため，日勤のペア看護師と挿入デバイスの種類・部位・挿入長・固定状況・ドレッシングの状態についてダブルチェックを行います．挿入デバイスを適切に管理するために，挿入中のデバイスについてカルテに記録しておくことが重要です（図1）．

また，確認の際に重要なことは，単にデバイスの挿入状況を確認するだけでなく，本当に必要な

```
2021/01/21　08:58　看護師：救命救急センター：多摩太郎
【挿入デバイス】
気管チューブ　7.0mm　口角22cm（1/20）
フィーディングチューブ　10Fr　55cm（1/20）
左内頸　CVC　15 cm（1/20）
右橈骨　Aライン　22 G（1/20）
右前腕　末梢静脈ライン　22 G（1/19）
左鼠径　透析カテーテル　12Fr　25cm（1/20）
尿道留置カテーテル　14Fr（1/19）
右内頸　ECMO 脱血カニューレ　マーキング（1/20）
右鼠径　ECMO 送血カニューレ　マーキング（1/20）
```

図1　挿入デバイスのカルテ記載例

デバイスなのかを考えることです．ECMO患者はカテーテル関連血流感染症の発生頻度が高いことが先行研究で明らかにされています[1]．そのため，整理できるカテーテル類はすみやかに抜去することが大切です．また，刺入部に血液汚染などがあれば，すみやかに刺入部の消毒とドレッシング交換を行います．固定も緩んでいればすみやかに再固定します．この刺入部の管理は必ず医師と共有します．また，記録のための写真撮影も効果的です．

■ 投与中の薬剤の確認

続いて注射薬の確認を行います．注射指示・投与中の薬剤・フローシートの記録内容に相違がないか，ペア看護師とダブルチェックします．医療安全の基本に忠実に，刺入部から指差し呼称で，薬剤・投与経路・投与速度に間違いがないか確認します（図2）．

また，輸液ポンプやシリンジポンプの電源，ポンプやルートの薬剤表示，ルート類の接続状態，ルートの整理が適切に行われているかも確認しています（図2）．ECMO管理中はメインの輸液に加え，鎮静・鎮痛薬，循環作動薬などを複数のルートから投与しています．安全かつ確実に薬剤を投与するためには基本に沿った確認が重要です．

EICU：emergency intensive care unit，救急集中治療室
EHCU：emergency high care unit，救急高度治療室

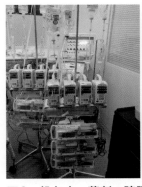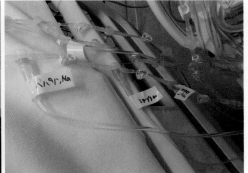

図2　投与中の薬剤の確認

患者観察

　患者の観察は一般的な集中治療患者のケアと同じように行います．呼吸数・血圧・脈拍数・酸素飽和度などの生体監視情報に加え，意識・鎮静・鎮痛レベル，瞳孔径や対光反射など神経所見，呼吸音に代表される呼吸状態，腸蠕動や腹部膨満の有無など腹部の状態，末梢冷感・チアノーゼの有無などの循環，浮腫など四肢や皮膚の状態などを観察します．鎮静が深い場合には，このような中枢神経系の評価も重要です．抗凝固薬を使用することから，呼吸ECMOの5〜10%に脳出血や脳梗塞が発生し得ます．

　集中治療室では生体監視装置を多用しますので，どうしても数値ばかりに目が向きがちです．しかし，身体診察によって多くの有益な情報が取得できるので，基本に忠実に観察を行いましょう．また，観察で得られた情報の解釈で重要なポイントはトレンドからの逸脱や変化です．杓子定規に基準からの逸脱で物事を判断しないようにしましょう．

機器類の点検

　ベッドサイドモニターのアラーム設定，人工呼吸器の点検と設定確認，持続血液透析装置の点検と設定確認を行います．基本的にペアで指示と設定に相違がないかダブルチェックします．人工呼吸器など点検表が整備されているものは，チェックリストに沿って確認します．

　機器類の点検においても重要なことは，単に指示と設定に相違がないか確認するのではなく，設定自体が正しいのか，患者の状態に即しているのかを考えることです．数値の確認だけであれば，トレーニングを受けた看護師でなくても行えます．さまざまな情報を主体的に収集し，専門的な知識や経験に基づいて，看護師が考えることが必要です．

ECMOサーキットチェック

　ECMO点検表に基づいてペア看護師とサーキットチェックを行います（**表

表1　ECMO点検表（多摩総合ECMOセンター）

		日付	/	/
		時間	:	:
脱血→送血側へ	血液の色調	脱送血側に色調差がある（脱血：黒，送血：赤）		
	刺入部	出血，汚染はない		
		マーキングにズレはない		
		カニューレは適切に固定されている		
	回路 / チューブ	チューブが地面に触れず，屈曲なく固定されている		
		チューブ・接続部に気泡，血栓・フィブリン塊はない		
		接続部はタイガンで固定され，緩みはない		
	側枝	血栓・フィブリン塊がチューブ側に進展していない		
		三活にテープが巻かれている		
	生食ライン	鉗子でクランプされている		
		クレンメ・三活は off になっている		
	ポンプ	血栓・フィブリン塊はない		
		異音はしない		
	人工肺	血栓・フィブリン塊はない		
		Wet lung や血漿リークはない		
モニターコンソール	実測	回転数（rpm）		
		血液流量（LPM）		
		酸素濃度（FdO$_2$）/ ガス流量（LPM）	/	/
		熱交温（℃）（実測 / 設定）	/	/
		血液温（℃）		
		脱血圧（P1）		
		肺入口圧（P2）/ 肺出口圧（P3）	/	/
		Δ P（P2 − P3）		
		cSvO$_2$		
配線・配管		電源は単独使用である（緑）		
		酸素・圧縮空気の接続は適切である		
		ガスチューブの接続は適切である		
		熱交換器の電源は接続されている		
緊急時デバイス		ハンドクランクは適切な位置に設置されている		
CE のみ		O$_2$ フラッシュ /10L で 10 秒実施		
		ACT		
		備考		
		サイン		
		サイン		

1）．脱血カニューレから血液の流れに沿って，脱血カニューレ刺入部・固定状況，脱血回路，側枝，生食ライン，ポンプ，人工肺，送血回路，送血カニューレ刺入部・固定状況，モニター・コンソール，配線・配管と指差ししながら確認します．

　確認項目は多いですが，チェックリストを活用すれば漏れることなく適切に確認が行えます．当院では4時間ごとにサーキットチェックを行い，1時間ごとにコンソールの測定値，回路・ポンプ・人工肺の状況，カニューレ刺入部の状態などを確認しています．

■ 環境整備

　ECMO管理中の患者は多くの医療機器を使用しているため，各種電源コード，モニターコード，酸素や圧縮空気の配管など多くのコード類が床を這うことになります．コード類が誤って抜けたりしないように，整理しておくことが重要です．

　また，床に這うコード類が多かったり，ベッド周囲に不要なリネンや診療材料がストックされていたりすると日常清掃の妨げになります．安全で清潔な治療環境を維持するために，床に這うコードを減らす工夫やベッド周囲の整理整頓を行っています（**図3**）．

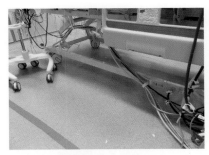

図3　環境整備：床に這うコードを減らす工夫

■ 口腔ケア

　ECMO管理中の患者は人工呼吸器管理されていることがほとんどです．人工呼吸器管理中は人工呼吸器関連肺炎（VAP）の予防がとても重要です．当院ではVAP予防ケアとして，日本クリティカルケア看護学会の「気管挿管患者の口腔ケア実践ガイド」[2]に準拠して，4時間ごとに洗口液を用いたブラッシングとスポンジブラシによる維持ケアを交互に実施しています．洗口液を誤嚥しないようにECMO装着中でも可能なかぎりヘッドアップを行うなどポジショニングが重要です．

　また，口腔内の観察，潰瘍予防目的の気管チューブの位置変更，男性の場合は髭剃り，顔面の清拭，テープによる再固定，口唇の保湿なども併せて行っています．

■ ポータブルレントゲン撮影

　ECMO患者にかぎらず集中治療を受けている患者には，一般的な集中治療患者と同様，1日1回朝に胸部レントゲン撮影を行います．ECMO患者では大腿静脈からカニューレを留置している場合には，腹部レントゲン撮影もルーチンで行います．撮影の際は，少しでもきれいな画像が撮影できるよう，カセッテの挿入介助やポジショニング，撮影部位に干渉するルート類の整理

VAP：ventilator associated pneumonia，人工呼吸器関連肺炎

などを行っています．集中治療領域で働く看護師にとって，検査の介助も重要なケアの一つだと思います．

また，撮影後は可能なかぎり画像の確認を行うようにしています．明らかな異常所見があればすみやかに医師に対応を確認する必要がありますし，挿入デバイスの位置確認は看護師でも十分に行えます．

COVID-19に代表される経路別予防策を必要とする患者には，感染対策の視点からポータブルレントゲン撮影の頻度を減らしている施設もあるようですが，当院では毎日撮影を行います．確かに患者との接触頻度を減らせば感染リスクを低減できますが，患者の利益にはつながりません．感染対策の視点で考えても，手指衛生を含めて適切に個人用防護具を着脱することが重要です．

ECMOフィジシャン（医師）とのショートカンファレンス

ECMO患者にかぎらず，救命救急センターの患者は毎日，救命救急医，看護師長，リーダー看護師，担当看護師でショートカンファレンスを行います．必ず確認する内容は，鎮静・鎮痛の管理目標，身体抑制の妥当性，挿入中のデバイスの適切性，リハビリ介入の状況，深部静脈血栓症（DVT）予防対策，バイタルサインの測定間隔とコール基準，当日の予定，救命救急センター退室目標についてです（**図4**）．

2021/07/13　09:58　看護師：救命救急センター：多摩太郎
＜救命救急科医師と看護師での協議＞
7月13日　担当医：〇〇，△△，◇◇　担当看護師☆☆，□□
☆鎮静・鎮痛管理：適切
　鎮静：目標 RASS-4　実測 RASS-4
　鎮痛：CPOT0 点
☆ PAD プロトコル：適応外　適応外の理由：COVID-19
☆身体抑制：不要
☆挿入中のデバイス（CVC・A ライン・尿管）：適切
　抜去できるものはないか？⇒なし
☆リハビリ介入　7/5 〜介入済み　入院前 ADL：自立
☆ VS 測定頻度：1 時間ごと　体温のみ 4 時間ごと
☆本日の予定：ボリューム調整・呼吸器ウィーニング予定
☆救命救急センター退室目標：抜管

図4　救命救急医とのショートカンファレンス例

カンファレンスで重要なことは，医師から一方的に指示を受けるのではなく，看護師からも栄養投与，安静度の拡大，不要なデバイスの抜去，家族への追加説明など，患者のために必要と思われることを積極的に提案しています．集中治療室の看護師はもっとも長く患者のそばにいる医療従事者です．患者の視点に立ち，患者のために必要なことを考え，医師に提案を行いましょう．

処置・検査・投薬

必要に応じて，処置，検査，投薬などを行います．当院ではECMO管理中はルーチンで6時間ごとに血液ガスの評価を行います．また，腹臥位療法を行っている患者は10時ごろに背臥位に戻し，ドレナージされた喀痰を回収するためにセットで気管支鏡検査が行われます．再度，腹臥位にするのは16時頃になります．腹臥位療法を安全に行うためには多くの人手が必要です．人手が確保しやすい日勤帯で，体位変換を行っています．

COVID-19：coronavirus disease 2019，新型コロナウイルス感染症
DVT：deep vein thrombosis，深部静脈血栓症

清潔ケア

　患者の状態が安定していれば，検査や処置の合間に全身清拭と陰部洗浄を行います．ただし，全身清拭は患者の酸素需要を増やすケアとされていますので，必ずしも行わなくてもよいと考えています．ECMOは呼吸や循環が不安定な患者をサポートするための治療です．患者への侵襲を最小限に抑えるために，汗や排泄物で不衛生になりやすい部位や清潔に保つ必要があるカテーテル刺入部周囲などを部分的に清拭するだけのこともあります．

　また，陰部洗浄はわが国では当たり前に行われていますが，欧米では陰部清拭が普通とされ，米国医療疫学学会(SHEA)のガイドラインにおいても，尿道口を消毒薬で洗浄する必要はないとされています[3]．そのため，患者への侵襲を最小限にするためには陰部清拭を導入してもよいかもしれません．

　清潔ケアの際には，背面を含めた全身観察を毎日行っています．気づかないうちに皮膚トラブルが発生していたり，薬疹が出ていたりということがないように注意して観察を行っています．

栄養投与

　ECMO患者であっても腸管に異常がなければ，原則早期から経腸栄養が投与されます．栄養投与時もECMO患者だからといって特別な対応は不要であり，可能なかぎりヘッドアップを行い，嘔吐やそれに伴う誤嚥予防に努めます．持続経腸栄養の場合も同様に，腹臥位療法などを行っていなければ，可能なかぎり頭側が挙上された状態を維持します．

昼食休憩

　11時半からペアの看護師と交代で昼食休憩を1時間とります．緊張した状態が続くとミスを誘発するので，休憩中はしっかりと休んでいます．

病棟カンファレンス

　ペアの看護師と相談してどちらかが，毎日行われている病棟カンファレンスに参加します．カンファレンスでは看護師長や各委員会などからの伝達のほか，インシデント検討，リハビリテーションカンファレンス，他職種でのケースカンファレンス，倫理カンファレンスなどが日替わりで行われます．カンファレンスでは，情報を共有するだけでなく，ディスカッションが重要です．そのため，積極的に発言するよう心がけています．

看護記録

　看護記録は原則としてその場での記載を心がけています．集中治療を要する患者は刻一刻と状態が変化し，処置なども適宜行います．記録を後回しにすると，正確な記録が困難になりますし，医師やコメディカルとの情報共有

にも支障をきたします．看護計画の評価や修正についても，比較的余裕がある時間帯に記載を終えておくようにしています．集中治療室で働く看護師は，突発的な事象に対応できるよう常に余裕をもっておくことが重要です．

■ 夜勤者への引継ぎ

申し送りは原則として行わず，引継ぎまでにカルテに記載できていないことや日勤帯で残ってしまった処置などを引き継ぎます．加えて日勤の開始時と同様に，挿入デバイス，持続点滴，夜勤帯で使用予定の薬剤，医療機器の設定，ECMOのサーキットチェックを夜勤者とともに行います．

■ 終礼・更衣・退勤

17時までには夜勤者への引継ぎを終え，終礼に参加します．その後，更衣を終えて，17時15分の定時を迎えたら退勤します．救命救急センターには夜勤帯にも十分な数の看護師が配置されています．定時までに終わらなかった業務は夜勤者に引き継ぎ，定時に帰宅することを心がけています．

■ おわりに

ECMO装着患者を担当した際の1日の流れについて解説しました．サーキットチェックなどECMO患者ならではのケアもありますが，多くのケアは集中治療を要する他の患者と同じです．マニュアルやチェックリストを整備するとともに，クリニカルラダーなどを活用したトレーニングをしっかりと行えば，安全にケアが提供できます．当院での実践が少しでもお役に立てれば幸いです．

引用・参考文献
1) Seidelman JL, et al：To Be a CLABSI or Not to Be a CLABSI-That is the Question: The Epidemiology of BSI in a Large ECMO Population. Infect Control Hosp Epidemiol, 39(3)：362-365, 2018.
2) 一般社団法人日本クリティカルケア看護学会口腔ケア委員会：気管挿管患者の口腔ケア実践ガイド. 2021年2月.
   https://www.jaccn.jp/guide/pdf/OralCareGuide_202102.pdf　より2021年7月19日検索
3) Lo E, et al：Strategies to Prevent Catheter-Associated Urinary Tract Infections in Acute Care Hospitals: 2014 Update. Infect Control Hosp Epidemiol, 35(5)：464-479, 2014.

第 3 章

特殊管理

Awake ECMO

POINT

☑ Awake ECMOは自己肺の改善のみならず，早期離床により機能予後の温存・早期の社会復帰といった長期予後の改善が期待されている管理法です．

☑ Awake管理中における患者への対応として，痛み・不安/不眠・抑うつ・せん妄への対応，強い自発呼吸の評価と予防に努める必要があります．

☑ Awake管理中におけるECMOへの対応として，自発呼吸とECMOの相互作用に注意し，離床に際してカニューレや回路の固定性・安定性を強化する必要があります．

Awake ECMOとは

　Awake ECMOは，呼吸ECMO管理中に「鎮静薬持続投与の終了・覚醒下・自発呼吸の促進・抜管・人工呼吸器離脱」を行うことを指します．

　Awake ECMOの利点として，①自発呼吸を促して自己肺機能の改善を図れる点，②ECMO中の早期リハビリ・早期離床を促すことができる点があげられます[1, 2]．

　そのためECMOによって生命予後を改善させるだけでなく，機能予後の温存・早期の社会復帰といった長期予後を改善させることが期待されます．

患者への対応

❶ 心地よい空間の創出

　Awake ECMO管理となった患者への対応として，まず「心地よい空間の創出」を心がけなければなりません．それまで鎮静下にいたECMO患者が覚醒した際，自らが置かれた状況を把握するまでの混乱や不安は相当なものであり，急激な環境の変化はせん妄発症の危険因子となり得ます．医療者から患者本人に治療経過・病状を入念に説明し理解を促すと同時に，Awake ECMO中を心地よい時間にする工夫（部屋の間取りを変え外の景観をみせる，音楽・新聞を楽しむ，家族との面会を積極的に行う，好きな食事を嗜む，など）が重要となってきます（**図1**）．

　このような取り組みはせん妄予防になるだけでなく，治療・リハビリテーションに患者がより主体的に臨む動機付けとなり，Awake ECMO成功へのキーポイントとなるわけです．

❷ 痛み・不安/不眠・抑うつ・せん妄への対応

　一方で「痛み・不安/不眠・抑うつ・せん妄への対応」には細心の注意を払う必

PTSD：post traumatic stress disorder，心的外傷後ストレス障害
PaO₂：partial pressure of oxygen，動脈血酸素分圧

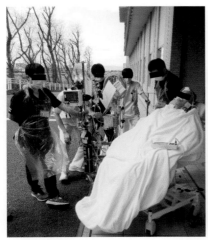

病院外への散歩

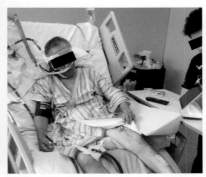

テレビ鑑賞

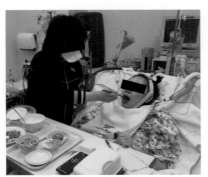

食事を経口摂取

図1　Awake ECMO中の工夫

要があります．痛み・不安/不眠・抑うつ症状を放置すればECMO後のPTSDの温床になり得ますし[3]，Awake ECMO中のせん妄発症は予期せぬフローダウンやカニューレ誤抜去といった重大な有害事象を発生させる危険もはらんでいます．医療者間でこれら症状の予防・早期発見・早期対応を徹底するのはもちろんのこと，"ECMO患者が全例Awake管理にできるわけでなく，限られた患者のみがチャレンジできるものである"ことを念頭にAwake患者の適応を厳格化するが必要があります．

　また，「痛み・不安/不眠・抑うつ・せん妄への対応」に難渋した際は，無理にAwake ECMO管理に固執せずに鎮静下ECMOへ戻す決断・勇気も医療者はもたなければなりません．

❸ 患者の呼吸様式に注意を向ける

　また，Awake ECMO中の「患者の呼吸様式」にも注意の目を向けましょう．ECMO補助下であっても（PaO₂・PaCO₂が正常範囲内であっても），重症かつ早期のARDS肺では過剰な自発呼吸（吸気努力）がAwake ECMO中に生じる可能性が高いとされています[4]．

PaCO₂：partial pressure of carbon dioxide，動脈血二酸化炭素分圧
ARDS：acute respiratory distress syndrome，急性呼吸窮迫症候群

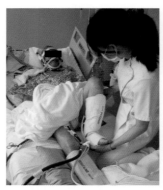
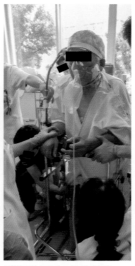

ECMO 下での ROM 訓練 　　ECMO 下での立位訓練

図2　Awake ECMO中のリハビリテーション

　過剰な自発呼吸の弊害としてまず，自発呼吸の呼吸仕事量が大きいと呼吸筋努力による酸素消費量の増加を招き，低酸素血症を引き起こす危険が挙げられます．また，過剰な吸気努力は気胸・縦隔気腫・P-SILI（自発呼吸誘発性肺傷害）合併の温床となり，自発呼吸温存が自己肺状態を悪化させるという重大な弊害もあります[1]．そのため，Awake ECMO中の呼吸様式（吸気努力の大きさ）に十分に注意してフィジカルアセスメントを日々行う必要があります．また食道内圧・経肺圧モニタリングを行い，過剰な吸気努力を定量的に評価する試みも有用です[5]．

　過剰な自発呼吸と判断した際の対応として，ECMO血流量やSweep gas流量を増加させることが簡易的かつ即効性が期待できる手段です．しかし，前述した重症ARDSの急性期の場合では，肺内炎症が過剰な自発呼吸の根本原因とされているため，ECMO補助アップの対応でも抑えることはできず，肺内病変急性期を乗り切るまで再鎮静管理に戻すほか方法はありません．ここでも"do not harm"を原則にAwake ECMO管理に固執しない姿勢が重要となっています．

ECMOへの対応

❶ECMO血流量とSweep gas流量のアップ

　まず，一般的にAwake ECMO管理では「覚醒状態」「自発呼吸努力」双方の要素から酸素消費量および二酸化炭素産生量が増加するため，ECMO血流量とSweep gas流量をアップさせる必要があります．

　P-SILI：patient self-inflicted lung injury，自発呼吸誘発性肺傷害

❷ 自発呼吸とECMOの相互作用に対する注意

また自発呼吸とECMOの相互作用として，吸気時の胸腔内圧陰圧化により下大静脈から上大静脈に血流移動が起きるため，下大静脈に脱血カニューレを留置している患者では脱血不良が起きることが知られています[1]．それと同様に咳嗽やバルサルバ効果でもフローダウンが起きることに注意しなければなりません．

❸ ECMO構成要素の固定性・安定性の確保

Awake ECMOとなった患者は自ずと体動が増え，リハビリを始めれば体位変換・立位歩行と進むため，ECMO構成要素の固定性・安定性を確実なものにする必要があります（**図2**）．

とくに股関節の屈曲伸展運動が大きくなるような体位変換・リハビリの際は，①カニューレおよびチューブキンクによるECMO血流量の低下，②カニューレ先端間距離が短縮することによる再灌流の増加，③大腿静脈穿刺しているカニューレ刺入部の出血，これらが頻繁に起こる合併症として覚えておくべきでしょう[2, 6]．

対策としてECMOチューブを入念に皮膚にテープ固定し位置ずれを防ぎ，カニューレ刺入部を巾着縫合で固定することで皮下トンネルを狭め"脇漏れ"を軽減することがあげられます．

看護師の 👀

今まで危機的な呼吸器設定で深鎮静管理にされていた患者が，ECMO下で覚醒し元気にリハビリテーションに取り組む姿は斬新かつ新鮮な光景です．"生命予後だけでなく機能予後の温存・早期社会復帰を目指す"という大目標は非常にキャッチーであり，Awake ECMOは呼吸ECMOのなかでも花形の分野であるといえます．

一方で，安易なAwake管理によりカニューレ誤抜去や位置異常，カニューレ刺入部出血の増悪，自己肺の悪化など，致命的な合併症を引き起こすリスクがあることを忘れてはいけません．理想的なAwake管理に達する患者はほんの一握りであることを肝に銘じ，厳格な適応基準の下で多職種が連携してAwake ECMOに取り組むシステムを各施設で築く必要があります．

引用・参考文献
1) Langer T, et al : "Awake" extracorporeal membrane oxygenation(ECMO) : pathophysiology, technical considerations, and clinical pioneering. Critical Care, 20(1) : 150, 2016.
2) Abrams D, et al : Early mobilization of patients receiving extracorporeal membrane oxygenation : a retrospective cohort study. Crit Care, 18(1) : R38, 2014.
3) Schmidt M, et al : The PRESERVE mortality risk score and analysis of long-term outcomes after extracorporeal membrane oxygenation for severe acute respiratory distress syndrome. Intensive Care Med, 39(10) : 1704-1713, 2013.
4) Crotti S, et al : Spontaneous Breathing during Extracorporeal Membrane Oxygenation in Acute Respiratory Failure. Anesthesiology, 126(4) : 678-687, 2017.
5) 萩原祥弘ほか : Veno venous extracorporeal membrane oxygenation中の自発呼吸評価に食道内圧測定が有用であった2例．日本集中治療医学会雑誌, 25(1) : 21-25, 2018.
6) Ferreira DC, et al : Safety and potential benefits of physical therapy in adult patients on extracorporeal membrane oxygenation support : a systematic review. Rev Bras Ter Intensiva, 31(2):227-239, 2019.

Awake ECMO

hybrid ECMO

はじめに：呼吸不全へのV–V ECMO管理中にコンフィギュレーション(回路構成)を変更するには？

　V–V ECMOは, 呼吸不全に対する究極のサポートですが, 実臨床ではV–V ECMOのみでは維持できなくなることがあり, その場合にはコンフィギュレーション(回路構成)の変更が必要になります. どのような場合に必要となるのか, 具体的な例をあげながらご紹介します.

hybridの用語の定義

　ELSOの定義では, V–Vとは左のVが脱血, ハイフン(-)は人工肺, 右のVは送血と定義して大文字で表記します. そして, もし追加のカニューレを後で入れた場合にはそれぞれの外側に大文字で動脈ならA, 静脈ならVを追加します.
　たとえば, V–Vに循環補助のためにA送血を加えた場合はV–VAとなり, V–Vで脱血量が不十分のため, V脱血を加えた場合はVV–Vとなります. 表現が複雑で混乱しやすいですが, この定義をしっかりと理解すれば整理されると思います.

V–A ECMO(あるいはV–VA ECMO)への変更

❶ 適応

　V–V ECMO管理中に肺高血圧症をきたし, 重度の右心不全に陥ることをしばしば経験します. この場合, 肺をバイパスして血液を循環させる必要があるので, V–A ECMOへの変更が適しています.

❷ 方法

　新たに左右どちらかの大腿動脈に送血管を挿入し, 脱血管はV–V ECMOで使用していたものをそのまま用います. 残された送血管は, 抜去することも選択

V–V ECMO：veno-venous ECMO
V–A ECMO：veno-arterial ECMO
ELSO：Extracorporeal Life Support Organization, 体外生命維持機構

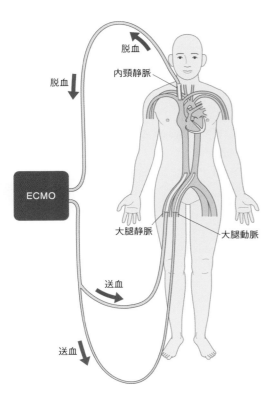

脱血

脱血

内頸静脈

ECMO

大腿静脈　大腿動脈

送血

送血

図1　V-VA ECMO(V-AV ECMO)の回路構成

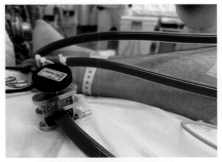

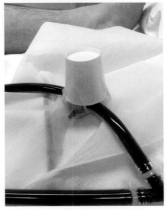

図2　オクルーダー(上)に紙コップをかぶせたところ

肢ですが，抗凝固薬を中止できないので，止血に難渋することがあります．右心不全が軽快したのちに，再度V-V ECMOへ戻すこともあるので，**図1**のように静脈から脱血し，静脈と動脈に送血するV-VA ECMOを選択することもあります．

❸ ケアの注意点

旧送血管を抜去した場合には，いったん止血されたように見えても，体位交換等の刺激で再出血することがあるので，注意して観察する必要があります．V-VA ECMOのケアは，通常のV-A ECMOと同様です．

オクルーダー🔑が偶発的に緩んでしまうことに注意が必要です．当センターでは，不用意に触らないように紙コップで保護しています(**図2**)．また，オクルーダーがそのままでも，体血圧の変動でECMO流量が変化します．血圧やSpO₂が変動したときには，ECMO流量の変化にも注意が必要です．

VV-V ECMOへの変更

❶ 適応

一般的なV-V ECMOでは酸素化が維持できない場合，さらにECMO流量を

Keyword

オクルーダー

カニューレを圧閉して流量調整する器具．静脈系は動脈系に比べて圧倒的に低圧であり，オクルーダーなしでECMOを回した場合，回路の血液はほとんど静脈系に流れてしまう．そのため，静脈側の送血管をオクルーダーで狭窄させ，血液を静脈側と動脈側に分配させる必要がある．

hybrid ECMO

V-VA ECMO : veno-venous-arterial ECMO
V-AV ECMO : veno-arterial-venous ECMO
VV-V ECMO : veno-venous-venous ECMO

増やすためにVV-V ECMOが考慮されることがあります．具体的には，重度の敗血症で酸素消費量が極端に多い場合，非常に大柄な患者の場合(体表面積≧2.0m²)などです．

❷ 方法

　左右どちらかの大腿静脈から，さらに追加の脱血管を挿入します．**図3**は，右内頸静脈，右大腿静脈からそれぞれ上大静脈，下大静脈に脱血管が挿入され，遠心ポンプの手前で血液を合流させます．その後，人工肺で酸素化された血液が左大腿静脈の送血管より体内へ送られます．

❸ ケアの注意点

　回路は複雑化しますが．V-V ECMOに対するケアと同様です．

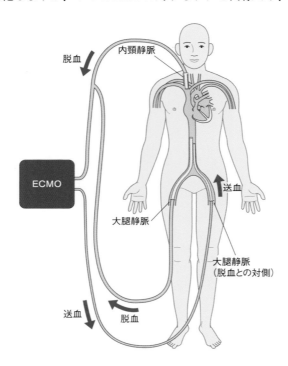

脱血
内頸静脈
ECMO
送血
大腿静脈
大腿静脈
（脱血との対側）
送血
脱血

図3　VV-V ECMOの回路構成

（多摩総合ECMOマニュアル，p.87 step4）

> 看護師の 👀
>
> 　重症呼吸不全に対してV-V ECMOを開始したものの，経過中に循環不全を合併する，あるいはV-V ECMOのみでは呼吸不全のサポートが不十分であるケースがまれにあります．このような場合，病態に応じてさらに追加のカニューレを挿入し，hybrid ECMOに切り替えます．回路も複雑となり，患者も非常に重篤なので，より慎重にケアをしていく必要があります．

引用・参考文献
1) Napp LC, et al：Cannulation strategies for percutaneous extracorporeal membrane oxygenation in adults. Clin Res Cardiol 105(4)：283-296, 2016.

ダブルルーメンカニューレ

POINT

☑ 送血・脱血が1本で可能になるカニューレです.

☑ リサーキュレーションが少ないです.

☑ 患者ケア時にはダブルルーメンカニューレの向きが正しいかをチェックしてください.

はじめに

　ECMOには送血管と脱血管が欠かせません. しかし, ダブルルーメンカニューレは, 1本のカニューレで脱血と送血を可能にしてくれます. **図1**を見てください(本項では, わが国で唯一使用可能なダブルルーメンカニューレであるAVALON [Getinge社]について説明しています).

構造と仕組み

　1本のカニューレで脱血, 送血が可能なように2つのルーメンに分かれた作りになっています(**図1**). ①の先端, および②の側孔から脱血します. ③をECMO本体と接続し脱血を行います. ECMO本体と接続した④にはECMOで酸素化された血液が通り, ⑤の側孔から送血されることになります.

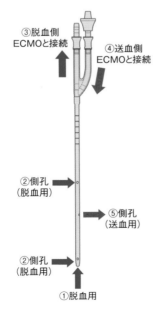

③脱血側
ECMOと接続

④送血側
ECMOと接続

②側孔
(脱血用)

⑤側孔
(送血用)

②側孔
(脱血用)

①脱血用

図1　ダブルルーメンカニューレの構造

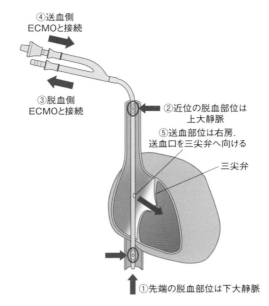

④送血側
ECMOと接続

③脱血側
ECMOと接続

②近位の脱血部位は
上大静脈

⑤送血部位は右房.
送血口を三尖弁へ向ける

三尖弁

①先端の脱血部位は下大静脈

図2　ダブルルーメンカニューレ挿入後のイメージ

表1　通常のコンフィギュレーションとダブルルーメンカニューレを用いたECMOの比較

	大腿静脈脱血 – 内頸静脈送血 or 内頸静脈脱血 – 大腿静脈送血	ダブルルーメンカニューレ
ECMO 血流量	○脱血量を十分確保し安定しやすい	△脱血量が不十分となり，不安定となりやすい
リサーキュレーション	△多い	○少ない
カニュレーションサイト	△2か所	○1か所
下肢可動域制限	△あり．リハビリ制限あり	○なし．リハビリの制限が少ない

　1本で送脱血の2本分の役割を果たさなくてはいけないので太い外径のカニューレの挿入が必要になります(成人に使用する場合多くは27Frが選択されることになると思われます)．ただ，1本で送脱血を行うため，それぞれのルーメンは相対的に小さなものになります(後述します)．

　図2は挿入後のイメージになります．このダブルルーメンカニューレは①の先端が下大静脈に，②の脱血用の側孔は上大静脈に，⑤の送血用の側孔が右房・三尖弁方向を向かなくてはいけません．

　このように送血管・脱血管を別々に留置する通常のECMOと比較し，通常のコンフィギュレーション以上にカニューレの固定がずれていないかを毎日ベッドサイドでケアを行う看護師が注意して観察する必要があります．

通常のコンフィギュレーションとの比較

　通常のコンフィギュレーションとダブルルーメンカニューレを用いた呼吸ECMOの長所と短所を見てみましょう(**表1**)．

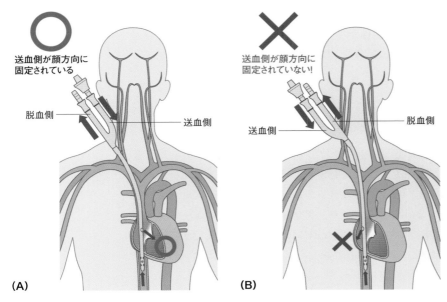

図3　カニューレの位置・向きの確認

　安定したECMO runningを達成するためのもっとも重要な要素である
ECMO血流量を出すためには脱血管は十分太いものを挿入する必要があります．通常の呼吸ECMOのコンフィギュレーションでは十分太い脱血管を挿入することが可能になります．一方，ダブルルーメンカニューレでは，このカニューレ自体は太いものの，脱血ルーメン・送血ルーメンそれぞれは相対的に小さなものとなってしまい，十分な血流量を出すことができないことがあります[1]．他の部分では，**表1**に示したように，リサーキュレーション，カニュレーションサイト，下肢可動域を考えるとダブルルーメンカニューレのほうが有利な点が多いです[1]．

　次に，ダブルルーメンカニューレに特有な対応を患者，ECMOに分けて見てみましょう．

患者への対応

　カニューレの位置・向きがずれていないかの確認が必要です．とくに送血側が顔の方を向いているかを確認してください（**図3A**）．もし送血側が顔のほうを向いていないようなことがあると，ECMOの血流が右房の壁に向かって噴出することになりとても危険です（**図3B**）．もちろんカニューレの深さの確認も忘れてはいけません．

ECMOへの対応

　とくに脱血圧，ECMO血流量に注意してください．必要と思われるECMO血流量を出すために脱血圧は過度の陰圧になっていないでしょうか？　過剰な

陰圧は溶血をもたらし，不要な輸血につながる懸念があります．また，脱血不良からくるECMO血流量の不安定性がないかも観察してください．脱血圧の過剰な陰圧や，ECMO血流量の不安定性を認めた場合にはすぐに担当医に相談しましょう．

おわりに：今後の課題

　1本で送血も脱血も可能にしてくれるダブルルーメンカニューレの使用を多くの施設が心待ちにしていました．ただし現状では，いくつかのECMOエキスパート施設の話を聞いても，ダブルルーメンカニューレを第一選択にしている施設は多いわけではないようです．やはり，ダブルルーメンカニューレでの呼吸ECMOでは酸素化を維持するのに必要なECMO血流量を達成できず，安定したECMO runningは難しいのかもしれません．

　当施設でも，これまで数例ダブルルーメンカニューレを使用しましたが，症例の中には脱血不良のためECMO血流量が十分に得られず，酸素化維持が不能な症例がいました．このような場合，新たにカニュレーションが必要になるなど，患者にさらなる侵襲を加える必要が出てきてしまいます．

　一方，ECMOが必要になった理由が酸素化の異常ではなく，二酸化炭素の貯留・呼吸性アシドーシスであれば，ECMO血流量はそこまで多くなくても構わないため，ダブルルーメンカニューレは比較的良い適応となってくるでしょう．今後，国内でもダブルルーメンカニューレを使用したECMO症例の経験が蓄積していくと思われます．症例の蓄積から適切なダブルルーメンカニューレの恩恵を受ける症例が明らかになることが期待されます．

看護師の👀

　ダブルルーメンカニューレはカニュレーションサイトが減り，リサーキュレーションが減り，下肢可動域も確保できるようになるなど有利な点が多いです．しかし，実際の使用になると，ECMO血流量の制限から，期待していた酸素化を達成できない症例があるなど課題も残されています．患者ケアではダブルルーメンカニューレの特性を理解し，通常のECMOケア以上にカニューレの位置・向き・深さをチェックする必要があります．

引用・参考文献
1) Gothner M, et al：The use of double lumen cannula for veno-venous ECMO in trauma patients with ARDS. Scand J Trauma Resusc Emerg Med, 23：30, 2015.

肺移植

POINT

- ☑ 脳死肺移植へのブリッジECMOの適応は，移植登録完了から1年以上経過しており，50歳未満で，他の重篤な臓器不全がなく，治療への意思が確認できることです．

- ☑ ECMO管理は熟練した施設で行い，"Awake ECMO（覚醒）"にして，リハビリテーションによって筋力を維持することが鍵です．

- ☑ 合併症，とくに感染や出血には十分に注意する必要があります．

肺移植とその適応

　肺移植とは「機能不全に陥った肺を正常な機能を有する肺と置き換える医療」です．脳死肺移植と，家族などの身内から肺の一部を提供される生体肺移植があります．一般的に対象となる疾患は，**表1**[1]のような慢性肺疾患です．

　例えば，肺気腫，特発性間質性肺炎（特発性肺線維症），特発性肺動脈性肺高血圧症，閉塞性細気管支炎，肺リンパ脈管筋腫症などの頻度が高く，肺機能障害の進行が薬物治療などの内科的治療では抑えられず，このままでは生命を維持できなくなると考えられる場合に移植適応となります．

　さらに，昨今では，COVID-19重症肺炎でECMOによる呼吸補助中に，肺組織が広範囲の線維化をきたしたために離脱できなくなり，肺移植を選択する症例も報告されるようになりました．ただし，肺がんのような悪性疾患があると移植はできません．手術後の拒絶反応を抑える免疫抑制薬の影響で，がんの再発が危惧されるからです．

　2010年7月に改正臓器移植法が施行され，本人の書面による意思表示がない場合でも，家族が同意する場合には脳死下臓器提供が可能となりました．

脳死肺移植と生体肺移植

❶ 脳死肺移植

　脳死肺移植は，脳死にいたった提供者（ドナー）の善意によって提供された肺を，移植を希望している患者（レシピエント）に移植します．

　まず紹介された肺移植実施施設から日本臓器移植ネットワークへの登録が必要で，登録が完了するまでには約3～6か月の期間がかかります．さらに，日本臓器移植ネットワークによると，2019年12月31日までに国内で肺または心肺同時移植を受けられた患者の，登録日から移植日までの平均待機期間は，900.7日（約2年5か月）でした．

　このように，わが国では厳しいドナー不足の現状のため海外に比べて長期の

肺移植

表1　肺移植の適応疾患

1.	特発性肺動脈性肺高血圧症	肺の血圧が高くなり，肺に血液が流れにくくなる病気
2.	特発性肺線維症	肺が硬くなり縮んでしまう病気
3.	肺気腫	空気の袋である肺内の壁が壊れて空気を吐き出せなくなる病気
4.	気管支拡張症	気管支が拡張して慢性に膿痰がたまる病気
5.	肺サルコイドーシス	感染症によく似た病巣を肺につくる病気
6.	肺リンパ脈管筋腫症	気管支やリンパ節の壁の筋肉が異常に増えて，肺にたくさんの穴があく若い女性に多い病気
7.	アイゼンメンジャー症候群	先天性心疾患があり，肺の血圧が高くなって肺へ血液が流れにくくなった状態
8.	その他の間質性肺炎	特発性肺線維症以外で肺が硬くなる病気
9.	閉塞性細気管支炎	細い気管支が狭くなり塞がる病気
10.	肺好酸球性肉芽腫症	喫煙歴のある若い男性に多い，肺に穴があいていく病気
11.	びまん性汎細気管支炎	細い気管支に広く慢性の炎症が起こる病気
12.	慢性血栓梗塞性肺高血圧症	血の塊（血栓）が肺の血管に詰まって，血流が流れにくくなり肺の血圧が高くなる病気
13.	多発性肺動静脈瘻	動静脈瘻という肺血管の先天的異常が多発する病気
14.	α-1アンチトリプシン欠損型肺気腫	α-1アンチトリプシンという酵素が先天的に欠如するために肺気腫をきたす病気
15.	嚢胞性肺線維症	欧米に多い遺伝性の全身疾患で，肺に慢性の感染がおこる病気
16.	じん肺	粉じんを吸い込むことによって肺が硬くなる病気
17.	その他，肺・心肺関連学会協議会で承認する進行性肺疾患	原発性肺高血圧症やアイゼンメンジャー症候群以外の肺高血圧症，膠原病肺など

文献1）より引用

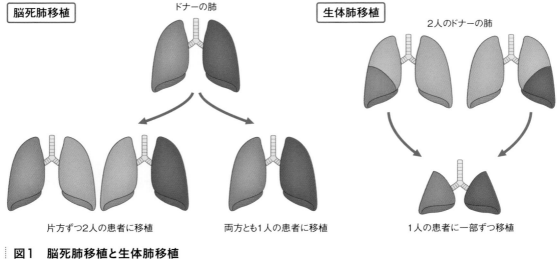

図1　脳死肺移植と生体肺移植

待機期間が必要です．実際の提供時には，ドナーの血液型，体格，待機期間に基づいて候補者が選ばれます．現在のわが国の脳死肺移植優先順位は待機期間がもっとも重要な尺度とされ，重症度や基礎疾患は考慮されません．

　脳死肺移植手術は，状況や病態に応じて両肺，片肺，心肺移植が行われます（**図1**）[2]．侵襲度が極めて高いため，レシピエントの年齢制限があり，片肺移

116

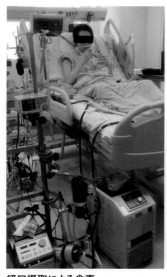
経口摂取による食事

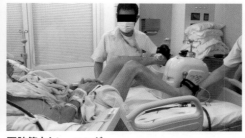
下肢筋力トレーニング

図2 ブリッジECMOで脳死ドナー肺を待機中の患者

（日本医科大学付属病院SICU）

植は60歳未満，両側肺移植は55歳未満となっています．

② 生体肺移植

　生体肺移植手術は，2人の健康な家族（3親等以内）から，それぞれ肺の一部分を提供してもらい移植する方法です．レシピエントの両肺を取り出し，2人の健康なドナーの右または左肺の一部（一般的には右下葉または左下葉）を移植します．提供された肺の容積の合計が，レシピエントの肺の容積のおおよそ50％以上になることが一つの目安です．提供される肺の大きさがレシピエントにとって十分な大きさか，また大き過ぎないかを熟練した肺移植医が検討します．

③ 肺移植を受けた患者の生存率

　肺移植を受けた患者の生存率は，脳死肺移植の場合，5年および10年生存率は各々72.1％，58.8％，生体肺移植の場合，各々71.7％，65.9％となっており，世界的にみても良好な成績です．

肺移植におけるECMOの役割

　肺移植は，末期の慢性肺疾患の最終的な治療法であり，その周術期にはECMOによる呼吸・循環補助が必要になることがあります．次の3つの時期に分けられます．

❶ 肺移植へのブリッジ（ブリッジECMO）

ドナー肺の待機中に呼吸障害がさらに悪化し人工呼吸器でも限界となった場

合，ドナー肺が発生するまでECMOによる呼吸（＋循環）補助下にリハビリをしながら待機します（**図2**）．私たちは，ブリッジECMOの適応として次のように考えています．

●肺疾患が末期の状態であり，肺移植の適応である．
●脳死肺移植の場合，移植登録完了から1年以上経過している．
●年齢が50歳未満である．
●他の重篤な臓器不全がない．
●意識があり，肺移植を受ける意思が確認でき，ECMOについて理解できる．

　ブリッジECMOは，長期ECMOに習熟した施設（ECMOセンター）での管理が望ましく，肺移植実施施設と紹介病院との間をECMO搬送で取り持つことも必要になります．

❷ 術中補助

　肺移植手術中に人工心肺装置で呼吸・循環の補助を行います．

❸ 肺移植術後

　拒絶反応等により移植肺の機能が低下して，人工呼吸器による管理では限界がある場合には，ECMOで呼吸（および循環）補助を行います．

　本項では，とくにブリッジECMOについて述べます．

患者への対応

❶ Awake ECMO管理

　生体肺移植の場合は，ドナーの方の検査と評価，および移植施設での手術の準備が整えば，2週間以内に移植手術が受けられますが，脳死肺移植の場合には，脳死ドナー肺が出るまで数か月を超える長期ECMOで待機する必要があります．その間，気管切開チューブの有無にかかわらず，覚醒させて"Awake ECMO"管理にすることが鍵となります．それによって，患者の栄養と筋力の維持が可能になります．

　できるだけ毎日家族とコミュニケーションをはかり，テレビを観たり新聞や本を読んだり，経口で食事をして，日常生活に近い状態で過ごすことができるように看護することが重要です．また，理学療法士の協力のもとで，上下肢の筋力維持のトレーニングを行うことも重要です（**図2**）．

❷ スタッフや家族による精神的サポート

　また，患者は長期ECMO管理の間に不安感が強くなるので，スタッフや家族による精神的サポートが必要になり，適宜リエゾンに対応を依頼する必要があります．

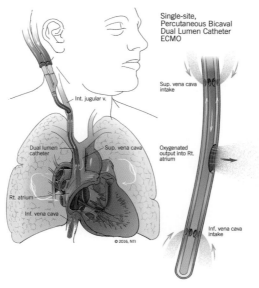

（A）VV-ECMO（アバロン・ダブル・ルーメン・カニューレ）

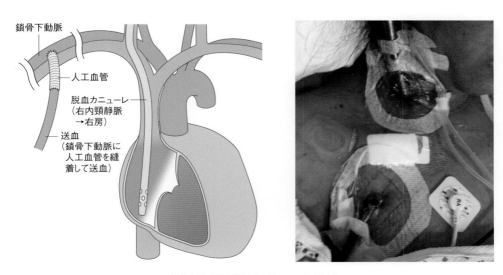

（B）VA-ECMO（スポーツ・モデル）

図3　VV-ECMO（A）とVA-ECMO（B）

A：文献3）より引用，B：文献4）より引用

ECMOへの対応

❶VV-ECMOまたはVA-ECMOの導入

　肺移植待機患者は，肺高血圧がなければVV-ECMO，肺高血圧があればVA-ECMOを導入します．しかし，いずれにしても大腿動静脈にカニューレが挿入されていると下肢のトレーニングは難しいので，VV-ECMOの場合には，右内頸静脈経由で1本だけで送脱血を行えるアバロン・ダブルルーメン・カニューレを用いるほうが望ましいです（**図3A**）³⁾．

肺移植

また，VA-ECMOの場合には，右内頸静脈から脱血カニューレを挿入し，右鎖骨下動脈に人工血管を縫着して送血とします（スポーツ・モデル）（**図3B**）[4]．それによって，下肢がフリーになりリハビリが進みます．

❷ 合併症と管理

ECMOに関連する合併症と管理については，通常のECMOと基本的に同じですが，わが国の場合には100日超えの長期間のECMO管理が必要になり，Awake ECMOでリハビリも行いますので，合併症，とくに感染や出血には十分に注意する必要があります．カニューレ挿入部の感染や出血の有無をこまめにチェックするとともに，カニューレの位置異常や固定用の縫合糸の緩みをチェックし，異常があれば医師に報告して対処します．カニューレの自己（事故）抜去は生命にかかわりますので絶対に避けなければなりません．

看護師の 👀

肺移植は，回復しない末期慢性肺障害に対する根治治療の最終手段です．それを成功させるためにECMOは不可欠であり，熟練した施設で，きめ細かい患者とECMOの総合的管理が必要になります．

引用・参考文献
1）日本呼吸器学会ほか編：〜いのちの贈りもの〜肺移植のためのガイドブック．p.4，日本肺および心肺移植研究会，2007．
2）ピクトグラムでわかる呼吸器内科
https://respiresi.exblog.jp/24029990/より2021年8月23日検索
3）Todd EM, et al：Extracorporeal membrane oxygenation as a bridge to lung transplantation: A single-center experience in the present era. J Thorac Cardiovasc Surg, 154(5)：1798-1809, 2017.
4）Biscotti M, et al：The "Sport Model"：Extracorporeal membrane oxygenation using the subclavian artery. Ann Thorac Surg, 98(4)：1487-1489, 2014.

ミシガン大学病院の ECMOスペシャリストの1日

■ ミシガン大学病院のECMOプログラム

ミシガン大学病院のECMOプログラムは1980年に発足し，1981年の患者第1号から40年の歴史をもちます．現在では，小児，成人併せて年間140〜150例のケースをケアします．ミシガン大学病院のECMOスペシャリストは看護師と呼吸療法士からなり，現在27人のフルタイムスタッフと7人のパートタイムスタッフが勤務しています．

ミシガン大学病院のECMOプログラムは現在，看護部に所属しており，パーフュージョニスト（体外循環療法士）の部署とは別の部署になっています．日勤，夜勤のどちらも12時間シフトで，通常5人のスタッフを配置しますが，患者の数によっては増員することもあります．ケアのモデルとしては，小児サイドは，ECMOスペシャリストがベッドサイドに常駐します．成人サイドは，VA-ECMOは4時間ごと，VV-ECMOは6時間ごと，もしくは必要時にラウンドする形になっています．

5人のスタッフのうち1人はチャージといい，そのシフトのリーダーになります．チャージは，そのシフトがスムーズに運ぶように，他の部署と連絡をとったり，スタッフの調整をしたりします．そして，小児病院サイドは，一続きの病院ではありますが，ECMOのメインのオフィスから少し離れていて，小児のICUまで8分から10分ほどかかってしまうので，緊急時の対応のために，常に1人のECMOスペシャリストが副チャージとして小児病院サイドの機材室で待機し，ベッドサイドのECMOスペシャリストのランチ休憩のカバー，緊急時のアシスト，その他，院内移動時の補助などをします．

ミシガン大学病院のECMOスペシャリストは，カニュレーター（カニューレを挿入する医師）をサポートしてECMOを開始し，ECMO使用中，離脱までの管理をします．その他，必要があれば，他の病院からのECMO患者の搬送も行います．アメリカの多くの病院では，ECMOはパーフュージョニストが管理するところが多く，ミシガン大学病院のECMOプログラムは他院とは違う形式をとっています．

このようなミシガン大学病院のECMOスペシャリストの1日をご紹介したいと思います．

■ ミシガン大学病院のECMOスペシャリストのある日の1日

シフトは12時間シフトで，7時と19時に勤務交代があります．

NICU：neonatal intensive care unit，新生児集中治療室
SICU：surgical intensive care unit，外科系集中治療室
PCTU：pediatric cardiothoracic intensive care unit，小児心臓胸部集中治療室

7：00

・夜勤のチャージが日勤のスタッフに申し送りをします.

・昨夜，夜勤開始時は小児1人（NICU），成人2人（SICU）で始まりましたが，午前1時半に小児心臓胸部ICU（PCTU）より連絡があり，前日の術後の患者さんの状態がよくないため開胸したけれど，改善せず，血管作動薬の量が増え，血中乳酸濃度も上昇しているため，ECMOのサポートが必要と判断され，緊急にECMO開始となりました. ECMO開始後，状態は安定しましたが，場合によっては，また開心手術が必要になるかもしれない，とのことです.

・NICUの新生児は，先天性横隔膜ヘルニア（CDH）の術前ですが安定しており，今日はこのまま様子を見るとのことです.

・成人の患者さんはどちらもCOVID-19の患者さんで，1か月以上ECMOを使用しています. 1人の患者さんはCOVID-19陰性となり状態が安定しているため，日中はリハビリでベッドサイドのリクライニングチェアに移動しています. もう1人の患者さんはいまだにCOVID-19陽性で，あまり改善がみられていません.

・申し送りの後，2人のECMOスペシャリストは，NICU，PCTUそれぞれの患者さんのベッドサイドへ行きます（**写真1**）. もう1人は副チャージとして，小児病院サイドで待機になります. 今日は私がチャージで，もう1人のECMOスペシャリストと成人の患者さんのケアをします.

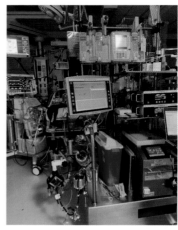

写真1　小児のベッドサイドの様子

9：00

・PCTUの患者さんの胸腔ドレーンと開胸部からの出血が止まらないとのことで，ファクターVII（活性化血液凝固第VII因子）を使用することになりました. ファクターVIIは，効果があった場合，出血を止める代わりに，回路内に血栓ができることもあるので，あまり頻繁には使われません. 外科的に止血が難しい場合などに，リスクとベネフィットのバランスを考慮して使われることがありますが，プロトコールに沿って行われます. ファクターVIIを使用する際には，バックアップの回路もしくはERL（エマージェンシー・レスキュー・ラング（**写真2**）；緊急時に人工肺を最短でプライムし交換できるシステム）をベッドサイドにスタンバイさせる必要があります. 今回は，バックアップ回路をベッドサイドにスタンバイさせることになりました.

・成人の患者さんのラウンドを9時前後に行います. COVID-19が陰性となった患者さんは今日もリハビリを行う予定で，

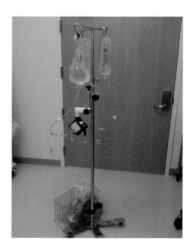

写真2　エマージェンシー・レスキュー・ラング

11時に理学療法士が来て，ベッドから椅子へ移動するとのことです．それ以外は，SICUの患者さんは2人とも安定しており，患者さんのラウンドも，とくに大きな問題なく終わりました．

・成人患者のラウンドは，フローや酸素流量，回路内の圧などをチェックして記録します．そして，ベッドサイド看護師と緊急時の対応を確認します．また医師などが回診をしているときは参加し，治療の方針などを決定する際に，ECMOスペシャリストとしての意見を述べます．アメリカでは，回診時，医師たちに交じり，そのシフトのリーダー看護師，受け持ち看護師，薬剤師，呼吸療法士などが参加します．また状況により，私たちECMOスペシャリストやソーシャルワーカーなども参加します．ミシガン大学病院ではファミリーセンターケアを展開しており，家族が参加したければ回診を聞くことができます．とくに小児のケースは親も参加し，自由に意見を述べたり質問をしたりしています．

10：00

・PCTUのECMOスペシャリストより電話がかかり，ファクターⅦの準備ができたとのことでした．ファクターⅦは，もちろんECMOの回路から投与することはありませんが，万が一のために，副チャージがベッドサイドにスタンバイします．もし人工肺に血栓ができたり，その他の場所に血栓ができてECMOのフローに支障が出るようなときは，すぐに回路交換ができるように，必ずもう1人のECMOスペシャリストをベッドサイドにスタンバイさせます．

11：00

・PCTUでは，ファクターⅦ投与後，ECMOのフロー回路圧ともに変化はないとのこと，また患者さんの出血もあまり変わらず，持続的に出血しているとのことです．もう1時間待って2回目の投与を行うとのことですが，2回目は1回目の半量にするとのことです．

・SICUより連絡があり，理学療法士がベッドサイドにおり，リハビリの準備ができたとのことで，SICUへ向かいます．ECMOの患者さんを椅子に移動する場合や歩行をする場合，通常ECMOスペシャリスト2人と看護師2人，看護助手1人，理学療法士1人，呼吸療法士1人が必要になります．1人のECMOスペシャリストがカニューレの挿入部を固定し，もう1人のECMOスペシャリストはデバイスを必要に応じて動かしたり，またフローや酸素流量を必要に応じてコントロールします．運動量に応じて呼吸回数や酸素消費量が増加するのに対応し，SpO_2やSvO_2をモニタリングしながら，患者さんの訴えに応じてコントロールします．

・患者さんのリクライニングチェアへの移動が無事に終わりました．椅子には少なくとも2時間座っているとのことで，13時頃にベッドサイドに戻る

ことになりました.

12：00

・空いている時間に昼食を済ませることにしました．ECMOは，いつ何が起こるかわからないので，時間のあるときに休憩したり食事をしないと，12時間食べる間もなく働き続けることになりかねません.

・PCTUより連絡があり，ファクターⅦの2回目の投与も終わり，現在，経過観察中とのことです．このまま異常がない場合は，副チャージが，NICU，PCTUそれぞれのECMOスペシャリストの休憩をカバーします.

13：00

・SICUに戻り，患者さんを椅子からベッドに戻します．このときは理学療法士なしで行います．患者さんはかなり疲れた様子で，ベッドに戻ったらすぐに寝てしまいました.

・SICUの患者さんは2人ともVV-ECMOなので，次のラウンドは15時になります．どちらの患者さんも状態が落ち着いているので，15時にまた戻ってくることをベッドサイド看護師に伝え，オフィスに戻ります.

・小児サイドの副チャージに連絡をとり，その後の経過や，何か必要なものはないか確認します．PCTUの患者さんは，ファクターⅦの2回目の投与後も出血の状態は変わらず，集中治療医と外科医がどうするか話し合っているとのことです．NICUの患者さんは，フローの問題もなく安定しているとのことです.

13：50

・ポケベル（日本ではもう使ってないかもしれませんが，アメリカでは，医療者はまだ携帯電話と併用しています）が鳴りました．トランスファーセンターから，他院からのECMOの搬送依頼が来ているとのメッセージです．トランスファーセンターに連絡し，詳細を確認します．ここから車で2～3時間くらいの市の病院で，開心術後にECMOが必要になり使用したが，長期管理ができないため転院を希望しています．心臓外科のECMOのオンコール医師にコンタクトをとります．医師同士が連絡をとり合い，その後，受け入れるか否かの連絡が来ます.

14：30

・ECMOのオンコール医師より，先ほどの搬送要請の患者さんを受け入れたとの連絡が来ました．ミシガン大学病院には，サバイバルフライト（SF）といって，患者の他院からの搬送を専門に行う部署があります．SFは，救急車，ヘリコプターまたはジェット機での搬送を行います．小児から成人まで，ありとあらゆるトランスポートを行います．患者の状態により，ECMO

スペシャリスト，体外循環療法師，医師などが随伴します．

・SFと連絡をとり，トランスポートの詳細を決定します．同時に，現在のスタッフの状況ではトランスポートを行うことができないので，少なくとももう1人，できれば2人トランスポートに行けるスタッフを募らなくてはなりません．

・ECMOでは，患者の数が，1シフトで2，3人増えたり，減ったりすることは珍しくありません．突然患者が増え，スタッフが足りなくなったときには，グループメッセージをスタッフに送り，急遽，仕事に来られる人を募ります．もちろん，これはオーバータイムですから，時給も通常の1.5倍になります（アメリカの看護師や呼吸療法士は時給制です）．今日も，このトランスポートに行ける人はいないか，メッセージを送りました．後は誰かからの返答を待つばかりです．サムとケンからメッセージが来て，彼らがトランスポートに行けるとのことです．

・スタッフがそろったので，またSFと話をし，何時に出発するか，トランスポートのモードは何か，などの詳細を話します．

・ECMOは，院外搬送の要請を受けて準備ができるまでに，少なくとも1時間，スタッフの状況などによって2時間以上かかることもあるので，出発は17時ということに決定しました．今日は天気がよく，今夜もその天気は続くようなので，ヘリコプターでの搬送ということになりました．

15：20

・トランスポートの準備をする間に，もう1人のECMOスペシャリストに，SICUの患者さん2人のラウンドを頼みます．どちらの患者さんも現在安定しているので，通常のチェックのみで済みます．

・その間に，トランスポート用の機材をオフィスにそろえ，トランスポート用のバッグの中身がすべてそろっているか確認します．また，搬送元の病院に必要な書類をファックスします．万が一のために，輸血用の血液，血漿，血小板などを確保してもらうように要請します．

・小児サイドの副チャージと連絡をとり，現状を話します．PCTUの患者さんは，外科医がベッドサイドで開胸部のウォッシュアウトを行い，出血部位が確認できるか見てみるとのことでした．NICUの患者さんは安定しているとのことで，副チャージは，小児サイドは彼ら3人のECMOスペシャリストで大丈夫とのことでした．

16：30

・サムとケンが到着しました．SFスーツに着替え，患者さんの状態を説明し，最終チェックをします．17時にヘリポートに集合とのことで，機材をカートに積んでそちらへ向かいます．ミシガン大学病院内のヘリポートは，SFのオフィスの近くにあります（**写真3**）．

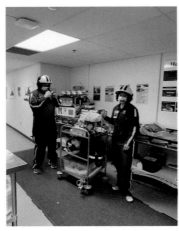 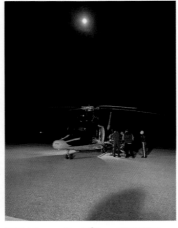 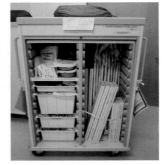

**写真3　サムとケンによるトランス
ポート準備の様子**　　**写真4　ヘリコプターが飛び立つ
前**　　**写真5　カニュレーション
カート**

17：30

・トランスポートのチームを見送り（**写真4**），一息ついたところで，患者さん
と他のスタッフのチェックのために小児サイドに向かいます．NICUの患
者さんは，新生児に起こりがちなフローの問題もなく，安定しているとの
こと，明日あたりからは肺のリクルートメントができるかもしれないとの
ことでした．PCTUは，ちょうどウォッシュアウトが始まったところでし
た．輸血を持続的に行っている以外は，現在のところ問題なく，ファクタ
ーⅦ使用後も回路に目立った血栓等は見られないとのことでした．

18：00

・あと1時間でシフトも終わり，忙しい1日が終わるー，と思ったところで，チ
ャージの電話が鳴りました．成人の心臓カテーテル室で心肺停止，ECMO
の要請がありました．もう1人のECMOスペシャリストに電話をし，緊急
にカニュレーションカート（カニューレを挿入するのに必要なものがすべ
てそろったカート；**写真5**）を心カテ室のルームにもっていくことをお願
いし，私はECMOの回路を心カテ室にもっていくことを伝えました．

・心カテ室に着くと，患者さんの脈が戻り，現在のところ大丈夫そうとのこ
とで，スタンバイということになりました．

・19時のシフト交換に近くなってきたので，もう1人のECMOスペシャリス
トにその場を頼み，私はオフィスへ戻り，シフト交換の準備をします．

19：00

・夜勤のスタッフに，患者の状況，スタッフの状況，トランスポートの状況
などを話し，忙しかった1日が終わりました．お疲れさまでした．

ECMOナースから
ECMOフィジシャン(医師)への要望

　このコラムでは，ECMO看護における医師への要望について，シーン別に書いていきます．

　導入から管理，離脱までの医師とのコミュニケーションを円滑にするための一例として，参考にしていただければ幸いです．

■ 導入前

① 導入のスケジューリングを看護師と共有してほしい！

　ECMO導入となる患者を受け持つ看護師は，同時に他の患者を受け持っていることが多く，常に頭の中で時間調整をしながら時間との勝負で仕事をしています．そのため，ECMO導入のための予定を立てる場面に看護師を加えてもらうことで，看護師の人員配置や業務調整が可能となり，精神的にもマンパワー的にも充足した状態でECMO導入に臨むことができます．

■ 導入

① 患者情報を共有してほしい！

　導入対象となる患者の情報を共有してもらうことは，導入にあたってのリスクや導入後の看護について予測をすることができ，看護師が落ち着いてECMO導入の介助をすることにつながります．

② 処置の必要物品を看護師と共有してほしい！

　ECMO導入前は医師も看護師も緊張状態にあることから，コミュニケーションが不足しやすく，必要物品が看護師に伝わらないことが円滑な準備の妨

表1　ECMO導入前に医師と共有しておく事項

確認すべき項目	詳細
いつ？	看護師の人員配置や業務調整のため
どこで？	カテーテル室か，ベッドサイドか
清潔操作をする医師の人数	滅菌ガウンや手袋の準備
カニュレーション部位	覆布の種類や枚数
使用するカニューレ	メーカー，長さ，サイズ
ECMO装置	施設によっては複数ある場合がある
導入時に準備する薬剤	鎮痛薬，鎮静薬，筋弛緩薬，抗凝固薬，輸血製剤など
患者の注意点	カニュレーションに難渋する可能性のある既往歴，肥満などの事柄
導入後の治療についての予測	ECMO回路からの透析など特殊な処置

げとなることがあります．そのため，**表1**の事項について共有しておくとよいでしょう．

■ 管理中・離脱計画

① 医師が考える日々の患者のスケジュール，目標について共有してほしい！

多摩総合医療センターの救命救急センターでは，毎朝医師とのカンファレンスで患者さんのその日の予定や患者さんが救命救急センターから退室するための短期目標，看護師からの要望について共有しています（**写真1**参照）．ECMO導入中の患者さんにおいては，その日の予定だけでなくECMO管理における目標値や現在おかれている状況についても共有してもらうことで，医師と共通認識をもって看護にあたることができます．

② 医師が変更したECMO設定の解釈を看護師にも共有してほしい！

ECMO導入中に治療の経過で医師がECMOの設定を変更することが多々あります．看護師はその変更後，正しくECMOが動作し患者に異変がないかを観察するだけでなく，医師の考えた患者の状態とそれに対するECMO治療を理解することで，より医師と同じ目線に立って看護にあたることができ，安全な管理だけでなく看護師のスキルアップにもつながります．

③ 看護師からの訴えを一度，真正面から受け入れてほしい！

ECMOの看護にあたる看護師は，少しの変化にも気づくことができる患者にもっとも身近な立場であるという自負があります．また，医師には劣りますが，経験や学習から得た看護師なりの見解もあり，患者の治療において安全や安楽の観点から意見をすることがあります．そのときは看護師の意見だと受け流さず，ぜひ意思疎通のできない患者の代弁者の意見として一度聞いていただければと思います．看護師も患者の代弁者となれるよう，ECMO看護だけでなく人としての感性を常に磨くべきであると思います．

ECMO管理においては医師，看護師のコミュニケーションが不可欠であり，円滑なコミュニケーションは安全なECMO看護につながります．医師，看護師が互いに良好なコミュニケーションをはかり，患者にとって最良の看護が提供できればと思います．

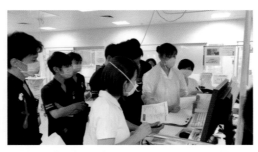

写真1　毎朝の医師とのカンファレンスの様子

第 **4** 章

トラブル対応

出血性合併症：患者

はじめに

　呼吸ECMOは，ECPR(体外循環式心肺蘇生法；ECMOを使った蘇生)と違い，その管理期間が平均2週間程度になり[1]，ECMO管理中の合併症のリスクが長く続きます．ただ合併症が怖いからといって，2週間のあいだ患者さんに触れないわけにはいかず，呼吸ECMO患者をケアするナースとしては，合併症のリスクを認識し，その対応について知っておく必要があります．

どんな出血性合併症が起こるのか？

　呼吸ECMO管理中は回路内の血栓予防のために抗凝固薬(主にヘパリン)を使用します．ECMOカニューレ刺入部からの出血がもっとも多く認められます[2]．その他としては，鼻腔，咽頭，口腔内出血などがあげられ，消化管，肺胞，筋肉内出血も起こります．そして怖いものでは，頭蓋内出血を引き起こす場合もあります[2]．大きな頭蓋内出血を起こした場合，出血を助長するためECMOを継続することが困難になります(図1)．

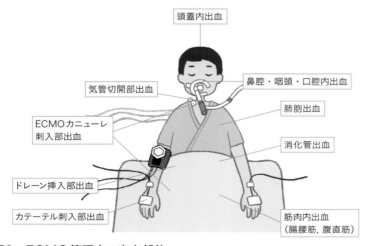

図1　ECMO管理中の出血部位

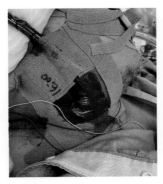

図2　ECMOカニューレ刺入部出血

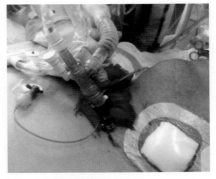

図3　気管切開部出血

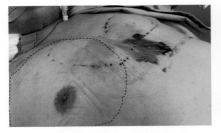

図4　前胸部筋肉内出血（腹臥位後）

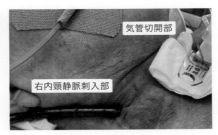

図5　出血なし（カニューレ刺入部・
気管切開部）

出血が起こる場所を知っておこう

❶ 体に管が入っている・傷ついている部分

　もっとも出血しやすいのはECMOカニューレ刺入部です（**図2**）．ECMOカニューレの太さは通常の留置針の約10倍，中心静脈カテーテルの約5倍であり，それを経皮的に挿入しています．血管にあける穴の大きさも当然大きくなり，挿入時には皮下組織を剥離して挿入しているため，どうしても血液が伝い漏れてきてしまう場合があります．抗凝固薬を使用していると，普段ならば自然止血する量の出血がいつまでも止まらないことがあります．

　カニューレ刺入部以外には，気管切開部や胸腔ドレーン挿入部などがあります．気管切開部からの出血では血液が肺に垂れ込み，酸素化悪化につながるので止血が必要です（**図3**）．

❷ 自分で気づかずに傷つけてしまう部分

　ECMO管理中の端坐位等でのリハビリ，腹臥位療法後に筋肉が傷つき，筋肉内出血を起こすことなどもあります[3]（**図4**）．頻回の吸痰で気管内出血を起こしたケース[4]や，体位交換の際，カニューレ刺入部を支えずに動かすと固定が緩み出血するなど，自分で気づかずに傷つけてしまった部分からの出血があります．

　呼吸ECMO患者を管理するうえでは，正常状態を知り，出血性合併症に対して知識をもち，想像力を働かし，早期発見，早期介入を行うことが重要です（**図5**）．

出血性合併症：患者

出血合併症を疑ったら?

とにかく先輩看護師，医師に報告です．ただし，ECMOの管理に慣れていない先輩看護師，医師だと，経過観察の指示だけで放置されてしまうこともあります．報告の際には「SBAR」に基づき，呼吸ECMO管理中で抗凝固薬を使用しているというBackgroundと，患者のそばで気づいたあなたのAssessmentをもとに，しっかりとRecommendationすべきです．たとえ経過観察だったとしても，いつまで経過観察でよいのか，どうしたらコールすべきかを確認しましょう．少量の出血があることは大丈夫ですが，少量でも止まらない出血はアウトです．またそういった場合，見えていない部分にも出血している可能性があります．繰り返しますが，出血部位を想像し，早期発見，早期介入が本当に重要です．

血液粘弾性検査

血液粘弾性検査とは，血液の固まりやすさ（＝凝固）と固まった血液の溶かしやすさ（線溶）をグラフ化（**図A**）し，評価する検査です．一般的な採血検査は中央検査室に提出するため，結果が出るまでに少なくとも30分以上を要します．しかし，血液粘弾性検査は，ベッドサイド超音波検査を始めとする時間を要さず迅速に判断できるPoint of Care(POC)モニターとして注目されています．わが国では現在，血液粘弾性検査としてTEG®6sとROTEM® Sigma(**図B**)の2通りの機器が使用できます．

出血合併症を呈した場合には，必要に応じて輸血を実施します．しかし，輸血トリガーに準じて輸血しても一向に止血が得られず，輸血量のみが増えてしまうケースがあります．逆に，本来必要のない輸血を行っているケースもあります．出血と単にいっても，凝固開始までの時間が遷延しているのか，血餅の形成時間が遷延しているのか，あるいは線溶が亢進しているのかなどによってアプローチが異なってきます．しかし，中央検査室で行うことのできる採血項目ではこれらの評価を短時間で行うには限界があり，TEG®6sやROTEM® Sigmaの価値が高まってきています．これらの活用によって，血小板製剤や新鮮凍結血漿などの高価な血液製剤の使用量が適正化されること，また輸血に伴う合併症頻度の低下が見込まれます．

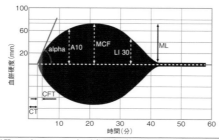

凝固時間　CT(Clotting time)：血餅形成開始までの時間
血餅形成時間　CFT(Clot formation time)：血餅形成開始から20mm幅に達する時間
alpha(Alpha angle)：血餅形成開始から20mm幅に達する時間の角度
A10(Amplitude 10 min after CT)：CT後10分の振幅
最大血餅硬度　MCF(Maximum clot firmness)：血餅硬度の最大値
LI 30(Lysis index 30 min after CT)：CT後30分の溶解指標
最大溶解度　ML(Maximum lysis)：最大血餅硬度からの振幅減少の割合

図A　ROTEM® Sigmaのグラフ

三池徹ほか：高用量アンチトロンビン投与が血小板機能と凝固機能に及ぼす影響(The influence of a high dose antithrombin on the platelet function and blood coagulability). 日救急医会誌，31：438-446，2020. より引用

TEG：Thromboelastography，トロンボエラストグラフィ
ROTEM®：Rotational thromboelastometry

(A) 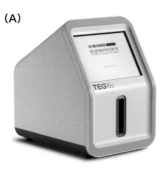 (B)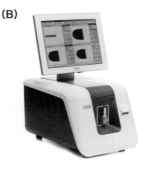

図B TEG®6sとROTEM® Sigma

採血した検体を専用のカートリッジを挿入することで測定できる.
写真提供：(A) ヘモネティクスジャパン合同会社　(B) アムコ

看護師の 👀

　呼吸ECMOは管理期間が平均2週間程度になり，その間に合併症が起こり得ます．ECMO中の合併症として出血性合併症が一番多く，そして一番怖い合併症です.
　主な出血部位はECMOカニューレ刺入部，鼻咽頭，消化管などですが，思いがけない部分からの出血もあり，想像力をもって早期発見・早期介入することが重要です．また，「これ大丈夫？」という不安が大切であり，一人で抱えず共有することが必要です.

引用・参考文献

1) Hergen B：Weaning and decannulation of adults with respiratory failure on ECLS. Extracorporeal Life Support：The ELSO Red Book 5th Edition. Ed by Thomas VB, et al：Extracorporeal Life Support Organization, Ann Arbor, p.465-470, 2017.
2) Aubron C, et al：Predictive factors of bleeding events in adults undergoing extracorporeal membrane oxygenation. Ann Intensive Care, 6(1)：97, 2016.
3) Taniguchi H, et al：Iliopsoas Hematoma in Patients Undergoing Venovenous ECMO. Am J Crit Care, 30(1)：55-63, 2021.
4) Lucchini A, et al：Oral Care Protocols With Specialty Training Lead to Safe Oral Care Practices and Reduce Iatrogenic Bleeding in Extracorporeal Membrane Oxygenation Patients. Dimens Crit Care Nurs, 37(6)：285-293, 2018.

カニューレ刺入部からの出血

はじめに

　呼吸ECMOの合併症の中で致命的なのは出血合併症であり, カニューレ刺入部からの出血はもっとも頻度の高いものの一つです. 多くは皮膚や皮下組織からのoozing程度ですが, 止血困難な場合もあり, 放置すると致命的になることがあるので迅速かつ確実に対応する必要があります.

緊急対応で大切なこと

　緊急対応で大切なことは, 次の3点です.

①すぐにドクターコールをする

②可能なら用手的に圧迫止血を試みる

③手袋を着用する

　ドクターコールをしてもすぐに来棟してくれるとは限りません. 可能であれば医師が診察に来るまでの間,用手的に圧迫止血を試みるのがよいでしょう. その際に大切なのは必ず手袋を着用することです. 出血量が多い場合, 貼付剤が剥がれており血液に曝露することがあります. 出血していると反射的に直接圧迫しそうですが感染のリスクがあります. 急いでいても必ず手袋を着用するようにしましょう.

　強く圧迫しすぎるとECMO流量が低下する可能性があります. 圧迫する際には他のスタッフを呼んでECMO流量を確認しましょう. 微量な出血であれば無理に圧迫止血せず医師の来棟を待てばよいでしょう.

　緊急対応としてはこれらを確実に行うことが最も大切ですが, できれば出血の原因まで考えられるとなおよいでしょう.

刺入部からの出血の原因と対応 （図1）

❶カニューレの太さ

　太いカニューレのほうが出血しやすいです. ECMO流量を確保するために太いカニューレが選択されることも多く, 太いカニューレが留置されている場合

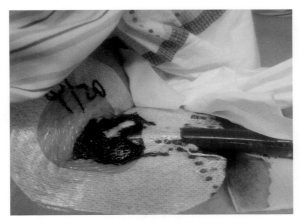

図1 カニューレ刺入部からの外出血

右内頸静脈カニューレ刺入部の出血.

は注意が必要です.

❷ 患者の体動

　患者の体動で出血することがあります．場合によっては鎮静薬の使用など体動をコントロールする工夫を検討する必要があります.

❸ カニューレ位置の移動

　カニューレが固定されていた位置から移動して(多くは抜けていることが多い)出血することがあります．大きな位置移動がある場合は適切な位置に留置し直す必要がある場合もあります．カニューレにマーキングをしておき，マーキングのチェックを定時的に行うなどカニューレ位置の移動を早期に認知できるようにしましょう.

❹ カニュレーション留置手技

　経皮的に留置する場合はダイレーション(鉗子やカテーテルを入れて少しずつカニューレを挿入するための穴を大きくしていく方法)が大きすぎると出血のリスクが高くなります．外科的に留置する場合は止血処置が不十分なこともあり得ます．カニュレーション手技に問題はなかったかなどの情報を確認できるとよいでしょう.

❺ 出血素因(抗血栓薬の使用，血小板数の低下，凝固能の低下)

　ECMO管理中は基本的には血栓形成予防のためにヘパリンなどの抗凝固薬を使用します．抗凝固薬の効果が強いと出血のリスクが高くなるため，出血の程度によっては抗凝固薬を中止せざるを得ない場合もあります．血小板数や凝固能の低下を認めれば輸血が必要になります.

止血処置方法

　また，出血は皮下にも広がるので外出血がないからといって安心してはいけません．皮下血腫があればマーキングをして拡大がないか観察することが重要です．

　具体的な方法としては，刺入部の再縫合，止血剤（サージセル®など）の充填，圧迫綿での固定などを組み合わせて行います（**図2**）．止血が得られるまで局所の安静を保つ必要があり，場合によっては体位変換の制限も検討する必要があります．

(A)

(B)

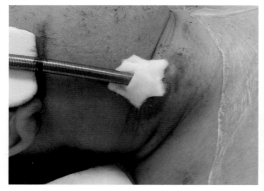 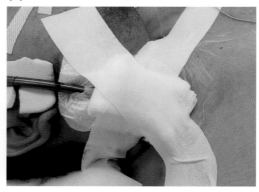

図2　カニューレ刺入部出血の処置の例

（A）カニューレ刺入部に必要に応じてたばこ縫合をかけ直し，サージセル®を巻き付ける．
（B）創傷被覆材（テガダーム™）で保護し，ガーゼを俵状に丸め弾性包帯で圧迫固定する．

看護師の 👀

　カニューレ刺入部からの出血は比較的よくみられる合併症ですが，緊急事態と認識しましょう．出血が少量であっても，カニューレの固定がずれれば致命的な大量出血につながることもありますし，出血が続けば重大な貧血につながります．また確実な止血が得られなければ，必要な抗凝固薬を投与することも難しくなります．カニューレ刺入部からの出血は，迅速かつ確実に対応することが大切です．

ECMO血流量フロー低下時の鑑別

POINT

☑ ECMO管理の大前提は，フローが安定的に確保できることです（'Flow is everything'）.

☑ ECMOフローが低下したら，迅速なトラブルシューティングが必要です.

☑ 原因を検索する際には，回路内圧の変化を確認します.

はじめに

　ECMOフローが低下した際には，すみやかにその原因を検索することが重要です．表1にECMOフローが低下した際の要因を示します．ECMO患者にトラブルが生じた際には，ECMO装置と患者を分離して考えるとわかりやすく，各々の原因を一つずつ確認していくことで早期に原因検索が可能となります.

ECMO装置側の要因

　ECMO装置側の異常によるECMOフローの低下は，「血液の流れが阻害される」ことによります．そのため，サーキットチェックを実施し，そうした部位が

表1　ECMOフロー低下の原因

	部位	原因
ECMO装置	カニューレ	位置異常，屈曲，血栓形成，不適切に細いカニューレ径
	回路	屈曲，血栓形成
	遠心ポンプ	大量の空気混入，血栓形成
	人工肺	血栓閉塞
患者		血管内脱水

表2　ECMO流量低下時の回路内圧の変化と原因部位との関連

	ECMO流量	P1（脱血圧）	P2（肺前圧）	P3（肺後圧）	P4（送気圧）
脱血不良	↓	↓	↓	↓	→
ポンプ不全	↓	↑	↓	↓	→
人工肺目詰まり	↓	↑	↑	↓	→
送血不良	↓	↑	↑	↑	→

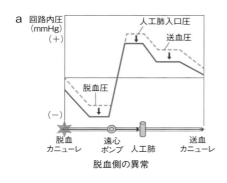

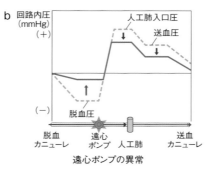

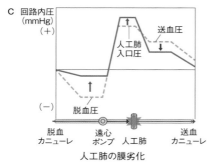

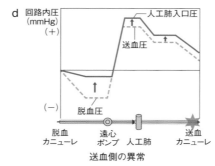

図1　回路内圧の変化模式図

a. 脱血側の異常，b. 遠心ポンプの異常，c. 人工肺の膜劣化，d. 送血側の異常

ないかを確認しましょう．この際，回路内圧の変化を併せて確認すると，原因部位の同定に役立ちます．**表2**に回路内圧と原因部位の相関を示します．

❶ 脱血不良（図1a）

　脱血カニューレから遠心ポンプの間のいずれかに狭窄や閉塞が生じることで起こります．回路内圧はP1〜3がすべて低下します．これは，脱血側に過剰な陰圧が生じるためであり，同時に脱血側回路が震えるチャッタリングと呼ばれる現象が観察されます．

❷ 遠心ポンプ（図1b）

　P1が上昇し，P2，P3が低下した場合には，遠心ポンプの抵抗が強くなり，血液の流れが阻害されていることが想起されます．具体的には，遠心ポンプ内の血栓やドライブモーターの異常などがあげられます．遠心ポンプの問題はECMOの緊急停止につながるため，緊急で回路交換を検討する必要があります．また，装置によっては遠心ポンプへ流入するチューブが折れやすいものもあるので，そうした部分の観察も重要です．

❸ 人工肺（図1c）

　P1，P2が上昇し，P3が低下した場合には，人工肺の異常が示唆されます．人工肺内で血栓による目詰まりが増加すると抵抗が上昇し，最終的にはECMO

フローが低下します．肉眼的に確認できる血栓はある程度，人工肺の血栓を反映していますので，日々のモニターが役立つと思います．

❹ 送血側の抵抗増大（図1d）

人工肺以遠の回路ならびにカニューレに狭窄が生じたり，カニューレの開口部の壁あたりによる抵抗の増大で，ECMOフローが低下します．

患者側の要因

血管内脱水の状態では，カニューレからECMO回路に脱血しにくくなることで，脱血不良を生じ，ECMO流量が減少します．血管内脱水を来した病態にもよりますが，たとえばECMO管理中に感染症を合併し敗血症ショックによるものであれば，脱水を示唆する身体所見，頻脈や血圧低下といった徴候に加えて，ECMOフロー低下によるSpO_2の低下がみられます．また，脱血不良を反映したチャッタリングが観察されます．

その他の要因

ECMO導入時に必要なECMO流量を確保できないことがあります．この際，上述した鑑別に加えて「不適切なカニューレ径」も原因にあげられます．詳細は第1章 カニューレの項（p.6）に譲りますが，カニューレの長さや径によってどの程度のECMOフローを得られるかが決まります．不適切に径の小さいカニューレを留置すると，十分なECMO流量が得られないことがありますので，導入時のピットフォールとして記憶しておくとよいでしょう．

看護師の 👀

ECMOフローの低下が生じた際には，早急なトラブルシューティングを要します．必ず回路内圧の変化と併せて考えましょう．この際，サーキットチェックによる肉眼的血栓や回路内圧の時系列変化も原因検索のヒントになります．

ECMO血流量フロー低下時の鑑別

SpO_2：percutaneous arterial oxygen saturation，経皮的動脈血酸素飽和度

ポンプ停止時の対応

- ☑ 緊急時に対応できるように，ハンドクランクの場所をスタッフで確認しておきましょう．
- ☑ ECMO回路の付け替え手順を確認しましょう．
- ☑ ハンドクランクの使用方法を確認しておきましょう．

ハンドクランク（手動ポンプ）による循環維持

　停電や搬送時などのバッテリー切れ，意図しないECMO装置の不具合・故障などにより遠心ポンプが停止した場合は，原因が解除されるまたは装置の入れ替えが行われるまでハンドクランク（手動ポンプ）を使用して循環を維持します（図1）．

　そのため，緊急時にはすぐに使用できるように，常に近くに準備しておくことが必要です．サーキットチェック項目に取り入れることなど，忘れない工夫をしましょう．

ハンドクランク使用時の注意点

✓動画を見てみよう！

ポンプ停止時の対応

❶ECMO回路をクランプする順番

　ハンドクランクに付け替える際は，患者とECMO回路を隔離する際にチューブ鉗子でECMO回路をクランプ（遮断）しますが，クランプする順番が重要となってきます．

　遠心ポンプでは，送血側（図2）→脱血側（図3）の順番でクランプします．これは最初に脱血側（陰圧部）を先にクランプすると脱血側回路に陰圧が過剰にかかり微小気泡が発生（キャビテーションが起こる）してしまう可能性があるためです．鉗子をはずす際はクランプとは逆で，脱血側→送血側の順番で行います．

❷装着方法

　ハンドクランクの装着方法は装置ごとに大きく異なります．必ずシミュレーション・トレーニング等を行い，事前に学んでおきましょう．

❸ハンドクランクの回転方向の確認

　またハンドクランクを回す際は，回転方向を確認しましょう．ハンドクランクによっては逆流してしまう場合もあるため，回転方向がわかるように印をつけておくのも有効な手段です．

Key word

キャビテーション

液体の運動によって，液中が局所的に低圧力となり，気泡が発生する現象．

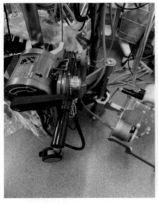
Capiox SP-200（テルモ社）

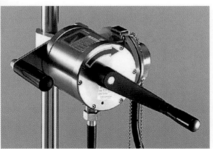

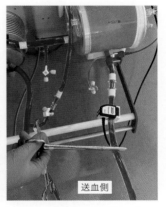

図2　送血側のクランプ

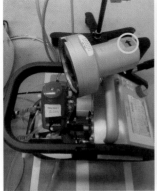
Cardiohelp（ゲティンゲ社）

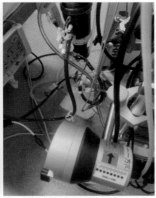
Rota flow（ゲティンゲ社）

図1　各装置のハンドクランク

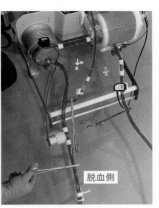

図3　脱血側のクランプ

ポンプ停止時の対応

看護師の 👀

　わが国では法律上，看護師によるECMO装置の操作は可能とされていますが，非常に責任の重いアクションになり，負担がとても大きくなってしまいます．突然，ポンプ停止した際の対処法として，施設ごとに緊急時の人工呼吸器設定の変更を含めたアクションカードや緊急時対応の物品セットの準備および各職種による回路交換の手順やトレーニングなどの明確な院内ルールを決めておくことが必要となります．

空気混入

空気混入の原因

ECMO回路に空気が混入すると致死的になる可能性があるため，原因や緊急時の対処法をあらかじめ学んでおく必要があります．まず，空気が混入する原因は大きく分けて3つあります．

❶ 空気の引き込み

基本的には陰圧のかかる脱血側で生じます．空気が引き込まれる原因部位としては，ECMO回路側枝（**図1a**）やチューブの破損，三方活栓のロック異常やキャップの緩み（**図1b**），ロック式接続部がある場合は接続部の緩み（**図1c**）などがあげられます．

その他，まれですが後述の事例のように，別部位から脱血カニューレに空気が引き込まれることもあり注意が必要です．

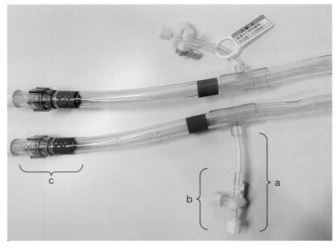

図1　ECMO回路の中で空気を引き込む可能性がある代表的な部位
a．回路側枝，b．三方活栓やキャップ，c．ロック式接続部

❷ 回路陰圧によるキャビテーション

　キャビテーションとは簡単にいうと，過度な陰圧により液体が気体に変化し微小気泡を発生することです．ポンプオン時などに，誤操作によって脱血管がクランプされていると遠心ポンプ前に過剰な陰圧が生じ，キャビテーションによる気泡が発生する可能性があります．ポンプオン時のクランプ手順を間違えないようにしましょう．

❸ 回路停止時の持続的なガス供給

　血流が停止した状態でガスを供給し続けると，圧勾配によって人工肺内に空気が発生するリスクがあります．回路停止時は必ずガス供給も停止していることを確認しましょう．

空気混入発見時の対応

　次に，空気混入発見時の対応ですが，まず応援を要請することです．応援を要請し複数人で対応してください．そのうえで迅速にサーキットチェックを行い，空気の存在する場所がどこなのか，空気が発生している原因は何かを究明します．

> ECMO回路には透析回路のような気泡検知器がありません．ECMOでは，看護師の目が気泡検知器の役割を担います！

ECMOへの対応

　一般的に，人工肺より前(遠心ポンプ側)の少量の空気混入は大きな問題とはならないことが多いです．無理に空気を抜かなくても人工肺でトラップされ，自然にゆっくりと抜けていきます．一方，人工肺の後(送血側)に空気が混入している場合は緊急事態です．体内に入ってしまう可能性が高いので，可及的速やかに空気を抜く必要があります．

　空気抜去の方法は，送脱血管をクランプし，人工肺や回路の側枝から空気を抜いていきます．もしくは空気の前後をクランプし，チューブを離断し再接合することで空気を抜去します．処置時，ECMO回路は停止しますので，人工呼吸器設定の変更や昇圧薬の調整などが必要になります．なお，空気混入によるポンプ停止時のハンドクランクは，体内へ空気が入ってしまうため有効ではありません．

患者への対応

　ECMO回路からすでに体内に空気が混入している可能性がある場合，空気は逆行性に内頸静脈を介して脳に到達し，脳空気塞栓症を生じ，重大な中枢神経

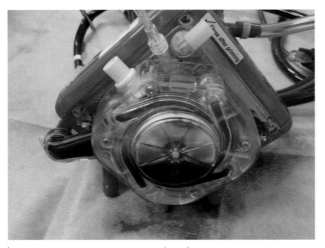

図2 空気の混入した遠心ポンプ

遠心ポンプ内に大量の空気が混入し，緊急ポンプ停止となった．写真の液面
より上はすべて混入した空気．

合併症を引き起こす場合があります．脳空気塞栓症を予防するにはまず，頭部
を低位にし，下肢を挙上するトレンデレンブルグ体位をとるのがよいでしょう．

事例

　筆者らが経験した空気混入によるECMO緊急停止の事例を紹介します．

　ECMO駆動時にもう1本別部位から脱血管の挿入を試みていたところ，挿入
部位より大量の空気が留置済みのカニューレへ向けて引き込まれ，遠心ポンプ
内に混入し（**図2**），緊急ポンプ停止となりました．

　空気が引き込まれた原因は，既存のカニューレが体内で屈曲していたことに
より，過度の陰圧がかかっていたことでした．特殊な例ですが，ECMO駆動中
に別部位から新規のカニューレ追加や中心静脈カテーテル類を挿入する際は注
意が必要です．

看護師の 👀

　緊急時に「看護師がどこまでECMO装置の操作が可能か」は各施設で違いますので，院内ルー
ルを決め，看護師・医師・臨床工学技士間でシミュレーション・トレーニングをしておくとよい
でしょう．

引用・参考文献
1）橋場英二，後藤武：第Ⅰ章　8.5 ECMO中の合併症・事故．ECMO・PCPSバイブル（日本呼吸療法医学会・
　日本経皮的心肺補助研究会編）．p.88-91，メディカ出版，2021．

VV-ECMO管理中に カニューレ事故抜去となった際の対応

POINT

- ☑ ECMOカニューレの事故抜去は急変のリスクが高くなります.
- ☑ 即座に人員を集めて, 各役割を把握し, チームワークで対応しなければなりません.
- ☑ ECMOのトラブルに対して普段からトレーニングしておく必要があります.

はじめに

　ECMOカニューレの事故抜去は決して起こしてはならないトラブルですが, もし発生した場合のことを想定して(**図1**), 対処法を一度考えてみましょう.

人員招集

　ECMOカニューレの事故抜去は複数のメンバーによる緊急の対応が必要となります. また, カニューレ事故抜去による大量出血や空気塞栓を引き起こすだけでなく, ECMOサポートの停止によって低酸素血症が進行し, 急変するリスクが高いです. そのため, 人を集めて, 急変に対応する必要があります.

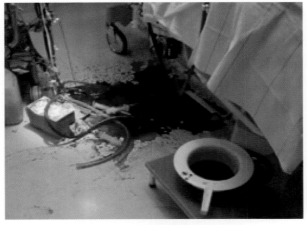

図1　ECMOカニューレ事故抜去時の写真
〔Karolinska University Hospital, ECMO CenterのKenneth Palmer先生のご厚意により掲載〕

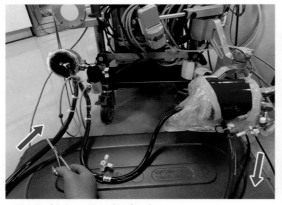
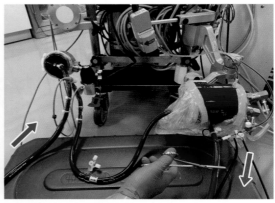

×脱血側（患者から遠心ポンプまで）　　　　　　　○送血側（人工肺から患者まで）

図2　クランプ部位の違い

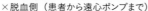

ECMO回路のクランプ

❶ クランプの手順

　ECMOと患者を切り離すために回路をクランプしましょう．遠心ポンプの回転数を1,000〜1,500rpmに落とします．その後に，まず送血側，次に脱血側の回路をクランプします．

　ここで注意しなければならないのは，脱血側の回路のみをクランプすることは避けなければいけません（**図2**）．その理由はクランプ部位から遠心ポンプまでの閉鎖回路に過度な陰圧がかかることによってキャビテーション（回路内の血液に気泡が発生する現象）や溶血のリスクが生じるからです．ECMO回路をクランプした後は遠心ポンプの回転数をゼロにして，遠心ポンプを停止させます．

❷ 脱血カニューレが抜けた場合

　脱血カニューレが抜けた場合には，脱血側は陰圧であるために大量の空気が回路内に引き込まれます．大量の空気が遠心ポンプ内に流入すると遠心ポンプは空回りして停止します．ECMO回路内の空気が体内に送り込まれる空気塞栓の可能性も考えられるため，すみやかにECMO回路をクランプすることが求められます．

❸ 送血カニューレが抜けた場合

　送血カニューレが抜けた場合には，ECMOによって数L/分の血液が体外に排出されることになります．理論的には体内の血液量は1分程度で排出されることになるため非常に危険です．送血カニューレが抜けた場合にもすみやかなECMO回路のクランプが求められます．

創部の圧迫

　カニューレ抜去部から出血をきたすため，即座に用手的な圧迫止血を行います．また，患者の吸気努力が強い場合には静脈内が陰圧となっており，空気が血管内に引き込まれ，空気塞栓を引き起こします．そのため，用手的な圧迫は止血のみならず，空気塞栓の防止にも役立ちます．適切な部位に対して，適切な強さで圧迫しなければいけません．

急変対応

　ECMOカニューレが事故抜去となった際にはECMOのサポートが停止し，呼吸状態の増悪が予想されます．すみやかに人工呼吸器のFiO$_2$を1.0に変更し，換気量が確保できる設定にする必要があります．

　また，呼吸状態の増悪のみならず，カニューレ事故抜去に伴う出血や空気塞栓から患者の状態が不安定になることが予想されるため，急変時に備えた道具や輸液・輸血・昇圧薬などの薬剤の準備，追加人員の招集が必要となります．さらに，ただちにECMOの再導入について検討し，再導入を決断した場合にはすみやかにプライミングを開始します．

VV-ECMO管理中にカニューレ事故抜去となった際の対応

看護師の 👀

　ECMOカニューレの事故抜去は1分1秒を争う対応が求められるため，普段から急変時の対応をトレーニングしておくことが必要です．また，実際にカニューレの事故抜去が発生した場合には回路のクランプ・創部の圧迫・急変対応など複数のメンバーがチームとして対応することが求められるため，普段からチームワークを構築しておくことが大事です．

FiO$_2$：fraction of inspiratory oxygen，吸入中酸素濃度

ECMOナースから臨床工学技士への要望

■ 円滑な情報共有を要望します

　当院の臨床工学技士（CE）は，24時間365日，常駐しており，ECMOの導入が決定するとすぐにプライミングを開始してくれます．晶質液等を使用したクリアプライミングであれば，3〜5分程度でプライミングが完了するので，迅速にECMOが導入でき大変助かっています．

　VV-ECMOのプライミングでは，輸血を使用することもあります．その場合，CE・医師間のみの情報共有にとどまり，CE・看護師間で情報共有されないことがしばしばあります．当院では，プライミングに輸血を使用する場合は，日中であれば看護師が看護補助者あるいは，クラークに輸血の搬送を依頼しています．

　しかし，夜間や緊急時は，看護師が輸血を搬送しなければなりません．とくに夜間は看護師の数がかぎられ，ECMOの導入に多くのスタッフが割かれます．したがって，迅速にECMOを導入するためにも，CE・看護師間の円滑な情報共有は不可欠です．日頃から情報共有すべき内容をCEと話し合っ

●多職種カンファレンス

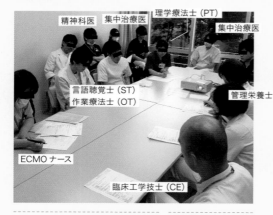

❶ ECMO/CHD回路寿命の問題	❹感染コントロール
❷リハビリテーションの問題	❺栄養確立
❸疼痛コントロール	❻メンタルケア

ECMO管理にかかわる職種は多岐にわたる．なかでもよりかかわりの深い職種は，医師，看護師，臨床工学技士である

●ECMO管理にかかわる多職種

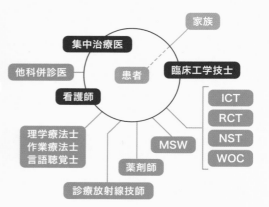

各専門職が経験・知識に基づいて，自分の職種が寄与できることを創出し合う．また，ECMO管理のなかで生じたさまざまな問題を多職種連携により議論し解決している．カンファレンスでは，❶〜❻などが議題としてあがっている

図1　ECMO管理にかかわる多職種

ておけるとよいと思います.

カンファレンスへの参加を要望します

　当院では回診の際に,医師・看護師間で毎朝カンファレンスを実施しています.カンファレンスでは,当日の処置内容やタイムスケジュール,鎮静深度の目標,腹臥位実施の有無,身体拘束の必要性,リハビリ強度,不要なデバイス類の有無などを話し合っています.

　患者を各職種の視点から,多角的・多面的にとらえ意見交換することでよりよい患者ケアにつなげることができるため,CEのカンファレンス参加は重要です(**図1**).

ECMO管理をしている全スタッフを対象としたシミュレーション教育を要望します

　ECMOを管理しているECMOナースは,観察のポイントや看護ケア時の注意点などは心得ています.しかし,ECMO管理をしている全看護スタッフが緊急停止や災害時に対応できるかとういうとそうではありません.緊急停止や災害は,いつ起こるか想定できません.その際は,患者にもっとも近い看護師が真っ先に対応することになります.

　当院では,3種類のECMO装置を使用しています.それぞれの機種により,ハンドクランクの使用方法も異なります.また,知識としてハンドクランクの使用方法や回路クランプの順番,人工呼吸器の設定方法などを理解していても実際に実施できるとはかぎりません.

　そのため,ECMO管理をしている全スタッフが,緊急停止や災害に備えたシミュレーションを定期的かつ繰り返し実施する必要があります(**図2**).実際の機器を使用したシミュレーション教育には,CEの協力が欠かせません.シミュレーション教育の際は,看護師だけではなく医師やCEが参加することで各々の役割を再認識でき,緊急時の連携がスムーズになると思います.また,各々の視点から改善点なども見出すことができると思います.

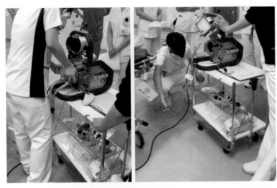

図2　実際の機器を使用したシミュレーションの様子

第5章

家族ケア

家族への看護

P O I N T

- ☑ ECMO導入時には資料などを用いて，わかりやすい言葉で患者・家族へ説明しましょう.
- ☑ 動揺している家族の心情を理解し，不安を和らげるような介入をしましょう.
- ☑ 家族ニードを理解した日々のかかわりとケアの提供を実践しましょう.

ECMO導入となったら

❶ 患者・家族への十分な説明

　治療上，ECMO導入が必要と判断された場合，患者・家族への十分な説明が必要です．患者の意識がなく，事前意思の確認ができない場合，家族は代理意思決定をしなければならない局面に立たされます．代理意思決定を行うことは，家族の身体や精神に過大な影響を与えます．PTSD症状やうつ症状を呈することもあるとされています[1].

❷ わかりやすい言葉と不安を和らげる気配り

　医療者はそういった家族の心情を理解し，できるだけわかりやすい言葉を用いて家族の反応を確認しながら説明します．それでも，家族は突然の出来事に動揺していますので，医療者からの説明を十分に理解できていない場合があります．そのため，看護師は家族の反応や理解度を確認し，動揺している家族の不安を和らげるような気配りや言葉かけをする必要があります．

❸ 写真やパンフレットなどの資料の活用

　また，家族がイメージする患者の姿と，実際のベッドサイドでの状況はかけ離れている場合があります．そのような，医療者と家族との認識のズレを少なくするため，ECMOとはどのような機械を使っている治療なのか，実際の写真を見せたり，パンフレットなどの資料を用いて説明する工夫が必要です（図1）.

家族ニードを理解したケア

　クリティカルな状況下にある患者の家族は，患者が亡くなるかもしれないという恐怖に加えて，助かってほしいという強い期待や希望を抱いています．家族の心理は大きく揺らぎ，その揺らぎを克服しようとさまざまなニードが生じます．

　PTSD：post-traumatic stress disorder，心的外傷後ストレス障害

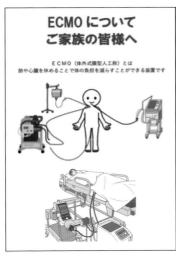
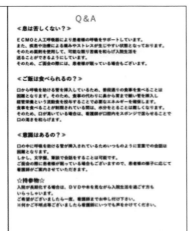

図1　家族へのECMO説明用パンフレット（例）

パンフレットでは，患者に挿入されているすべての管類から，挿入部位までマーカーで線を引き，説明します．
（日本医科大学付属病院外科系集中治療室）

表1　Molterによる重症患者家族の10ニード

① 希望があると感じること
② 病院のスタッフに患者がケアされていると感じること
③ 患者の近くに家族待機室があること
④ 患者の状態の変化を自宅に知らせてくれること
⑤ 予後を知ること
⑥ 疑問に正確に答えてくれること
⑦ 患者の予後について特有な事実を知ること
⑧ 1日1回は患者に関する情報を受け取ること
⑨ 理解しやすい言葉で説明を受けること
⑩ 患者を頻回にみることを許可されること

文献2）をもとに作成

❶ Molterによる重症患者家族ニード

クリティカルケアでの家族アセスメントは，家族ニードに着目することが多く，Molter[2]の「重症患者家族ニード」がよく知られています．上位10ニードがもっとも重要であると示しています（**表1**）．

家族のニードに着目し，そのニードを満たすようなかかわりが重要となってきます．

❷ Leskeによる急性期にある患者をもつ家族のニード

Leske[4]は，急性期にある患者をもつ家族に共通のニードを，①保証，②患者の側にいること，③情報，④快適さ，⑤支持の5つに要約しています．これら5つのニードをすべて満たすような，以下に示すかかわりが重要となります．

a. 患者に最善を尽くすことを保証し希望を与えます

患者に対する最善のケア提供の保証や患者の回復への希望を保持したい，というニードは，優先順位の高いニードの一つです．

患者に最善のケアを提供し続けていることを実感してもらえるような，家族との日々のかかわりが大切になってきます．また，家族が希望をもって患者の回復へのサポートを継続できるように介入します．少しでも回復の兆しがみえたら，家族に伝え喜びをともにしましょう．

b. 面会によって患者と家族の交流を促します

救急医療や集中治療の場では，面会の回数や時間制限があるため，1回1回の面会の内容の充実をはかることが求められています．ECMOが導入されている場合はベッドサイドが煩雑となりやすいため，容姿を整えることやプライバシーを守ること，さらに環境整備を怠らないように注意します．面会時は，ECMO

Key word

面会

現在はCOVID-19の影響により，どこの病院も厳しい面会制限が設けられています．そのような状況のなかでも家族と面会できるように，日本医科大学付属病院外科系集中治療室では，リモート面会を設けています（リモート面会とは，パソコンやタブレットなどを使って面会することです）．

家族への看護

という機械を目の当たりにした家族のショックを少しでも和らげるような，事前の十分な説明と配慮のある対応が必要です．

c. 十分な情報提供により病状や治療に関する理解を促します

患者が緊急の状態である場合など，家族は患者の状況に関する情報を得にくいため，不安や恐怖を一層かき立てられます．できるだけ早く患者の情報を提供することが重要です．ECMOが導入されている場合は，ECMOという機械の説明だけでなく，ECMO導入後の患者の様子や状況をわかりやすく説明します．パンフレットなどがある場合は活用しましょう（図1参照）．

d. 健康を守りより快適に過ごせるような環境を整えます

患者の死が予測されるときに前もって悲嘆を体験することを予期悲嘆といいます[5]．これは家族の死別後の悲嘆のプロセスと同様の経過をたどるといわれています[6]．突然の出来事に，家族の多くは深刻な情緒的危機状態に陥り，悲嘆のプロセスを歩むことが課題となります．家族がこの課題を達成できるように，情報を共有したり，感情を表出できるような介入，対処について話し合えるような働きかけをしましょう．また，家族が受ける心理的ストレスを理解し，家族の健康を守り，可能なかぎり快適に過ごせるよう環境を整えます．

e. 温かな関心を注ぎ必要なサービスにつなげます

家族と日々コミュニケーションをとり，傷つきやすくなっている家族に安心感や温かさを提供します．

また，家族全体のニーズを把握し，積極的に各分野の専門家によるサービスが受けられるよう援助していきます[7]．

Key word

悲嘆のプロセス

悲嘆のプロセスは研究者によって理論化されており，段階モデルとして多くは3〜5つの段階から構成されていますが，12段階を提唱する研究者もいます．Lindemann（1944）はショック，絶望，回復の3段階を，Parks（1970）は感覚麻痺，思慕，抑うつ，回復の4段階を，Sanders（1989）はショック，喪失の自覚，引きこもり，転換期，再生の5段階を提起しています．いずれも悲嘆の始まり，苦悩，立ち直りからなるプロセスを基本としています．段階モデルでは死別した遺族の悲嘆プロセスを直感的に把握できますが，隣り合う段階は重なり合い，段階を厳密に区別することは難しく，しかも必ずしも段階を順序正しく進むとは限らないと指摘されています[8]．

看護師の 👀

> ECMO導入に直面した家族の不安は計り知れません．家族の心情を理解し，わかりやすい言葉を用いて説明することが重要になります．写真やパンフレットなどの資料があれば活用しましょう．また，家族ニードを理解し，そのニードを満たすような日々のかかわりやケアの提供，そして患者・家族に寄り添った援助が求められています．

引用・参考文献
1) 石塚紀美ほか：救命救急領域における家族の代理意思決定時の思いと看護支援の実態. 日本クリティカルケア看護学会誌, 11(3)：11-23, 2015.
2) Molter NC：Needs of relatives of critically ill patients, a descriptive study. Heart & Lung, 8(2)：332-339, 1979.
3) 山本小奈実：所属と愛の欲求とケアーケアを受ける存在としての家族. 日常性の再構築をはかる. クリティカルケア看護－基礎から臨床まで－（古賀雄二ほか編）. p.359-360, 中央法規出版, 2019.
4) Leske JS：Internal psychometric properties of the Critical Care family Needs Inventory. Heart & Lung, 20(3)：236-244, 1991.
5) 児玉久仁子：解説 家族へのグリーフケア－基礎知識と家族看護学に基づく支援. コミュニティケア, 19(8)：14-19, 2017.
6) 渡辺裕子：終末期患者の家族への看護. 家族看護学 理論と実践, 第4版（鈴木和子ほか編）. p.296, 日本看護協会出版会, 2015.
7) 渡辺裕子：救急医療・集中治療の場における家族への看護. 家族看護学 理論と実践, 第4版（鈴木和子ほか編）. p.238-248, 日本看護協会出版会, 2015.
8) 河合千恵子：焦点 ターミナルケアの行動科学－グリーフケア. 日本保健医療行動科学会年報, 14(6)：13-22, 1999.

ECMOフィジシャン(医師)から ECMOナースへの要望

■ はじめに

　ECMO管理を要する患者さんはほぼ全例，集中治療室に入室しており，問題が多岐にわたります．単職種のみで治療が完結することはできず，多職種で治療を行います(p.148**図1**参照)．

　職種，部署の違い，垣根を越えた密なコミュニケーションを行う必要があります．

　具体的には回診，カンファレンスなどを定期的に行う必要があり，看護師はとくにベッドサイドで患者に集中的なケアを行い，最も患者に近い立場にいるといえます．ECMO管理を行ううえで，看護師の観察，ケアは最も重要といっても過言ではありません．

　ECMO running中に，観察したうえで医師に報告する必要がある項目をまとめました．

■ 医師に急ぎ報告が必要な項目 (表1)

表1　医師に急ぎ報告が必要な項目

回路の事故抜去
回路からの大量の失血
ECMO の停止
ECMO Flow の低下
脱血圧 (P1) の低下
回路のサッキング
ポンプの異音
ΔP の急上昇
血漿リークの発生

● 回路の事故抜去

　回路の事故抜去は，言うまでもなく致死的な事態につながり得ます．可能であれば，人工呼吸器設定を変更して酸素化の改善に努めながらコールします．緊急時の人工呼吸器設定を施設ごとに取り決めておく必要があります．

● 回路からの大量出血

　事故抜去のみならず，脱血，送管の損傷や側枝のキャップの緩みなどが原因で起こり得ます．出血性ショックに陥る可能性があります．出血している

部位を検索し，循環に対する介入として，輸血，輸液も行います．

●ECMOの停止

バッテリー切れ，空気混入などで起こり得ます．空気混入などがない場合はハンドクランクが有効です．ハンドクランクの仕方は機種により若干異なります．自施設で採用しているデバイスを確認して，日頃からシミュレーションしておきましょう．

●ECMO flowの低下

Flow is everything. ECMO runningにおいて，安定したflowを得ることは最重要事項です．

flowが取れないことは酸素化，ガス交換が十分に行えないことを意味します．flowが低下する原因は，脱血管の位置の異常や血管内volumeの低下であることが多いです．

●脱血圧(P1)の低下

ECMO flowの異常と同様に，脱血管の位置の異常や血管内volumeの低下であることが多く，過度な低下は溶血につながり，また，十分なECMO flowが取れていないことを意味する場合もあります．

●回路のサッキング

回路内圧の異常な低下で起こります．内圧の低下は溶血につながるため，急いで介入します．

●ポンプの異音

ポンプ内に血栓が詰まっていることが考えられます．血栓でECMOが停止する可能性があり，回路交換が必要です．

●ΔPの急上昇

ΔPの上昇は人工肺前，人工肺後の圧較差の上昇を意味します．人工肺の劣化が考えられます．そのため，回路交換を検討する必要があります．

●血漿リークの発生

人工肺から黄色の液体が漏出してきます．人工肺に血漿が詰まって人工肺の性能の劣化が進みます．こちらも回路交換が必要です．

待機的に医師に報告が必要な項目 (表2)

表2　待機的に医師に報告が必要な項目

刺入部汚染，出血
回路の位置ずれ，縫合部，接続部の緩み
回路内血栓の進展，増加
患者の呼吸回数の増加，呼吸様式の変化
脱血，送血の色調差の減少
$cSvO_2$ の変化

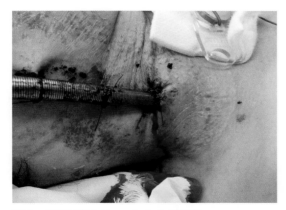

図1　ECMOカニューレからの出血

● 刺入部の汚染，出血

　ECMOカニューレは太いため，カテーテル類のなかでも感染症のリスクが高いです．頸部カニューレの浮腫，大腿のカニューレの便汚染などは感染のリスクを高めます．刺入部のドレッシング材を清潔にすること，刺入部の発赤，腫脹，出血していないかの日々のチェックが重要です[1]．

　腹臥位から仰臥位，仰臥位から腹臥位といった体位変換時に刺入部からの出血が起こりやすいため注意が必要です[2]（**図1**）．

● 回路の位置ずれ，縫合部，接続部の緩み

　カニューレの事故抜去，先端位置のずれにつながります．刺入部の深さが変化していないかチェックが必要です．

● 回路内血栓の進展，増加

　人工肺中で血栓が進展すると膜劣化につながります．人工肺以外で形成された血栓もポンプ，人工肺，場合によっては体内に飛んでしまうため，進展，増加していないかどうか，日々チェックが必要です．

● 患者の呼吸回数の増加，呼吸様式の変化

＜Lung rest中の場合＞

　Lung rest中は基本的に呼吸の機能を最大限ECMOに任せて，自己肺は極力休ませます．つまり，呼吸器に完全に同調した状態が求められます．呼吸回数が増加していたり，呼吸努力がある場合はECMOの設定を変更したりするなど，鎮静を強化する必要があります．

＜ECMO ウィーニング中の場合＞

　ウィーニング（weaning）は，ECMOが肩代わりしている肺の機能を徐々に患者自身の肺に戻していく過程ですが，必ずしもうまくいくとは限りません．呼吸回数が過度に増加している，もしくは呼吸努力が強い場合は人工呼吸器の設定を変更して対応する，再度ECMOに肺の機能を戻す（ウィーニングを断念する）などの対応が必要になります．

Keyword

ウィーニング（weaning）

ECMOや人工呼吸器から離脱していく過程のこと．文中ではECMOの設定を緩めてECMO離脱に向かっていく過程を指す．

● 脱血，送血の色調差の変化

色調差がないということは，人工肺の前後で血液の酸素化に差がないことを意味します．人工肺の劣化が疑われます．

● cSvO₂の変化

cSvO₂とは，ECMOの脱血回路内の血流の酸素化を表す指標です．管理目標は概ね65〜75％です．低すぎる場合は患者の酸素消費量の増加や自己肺の増悪，高すぎる場合はリサーキュレーションの増加が考えられます．原因検索，対応が求められます．

■ その他：ECMO離脱後の出血

ECMO離脱時，刺入部は20〜30分間圧迫止血し，その後縫合も行い，出血（**図3**）には十分に気をつけて抜去します．ただ，ECMOカニューレの太さはCVカテーテルなどと比較し，はるかに太いため，出血リスクは大きいです（25FrのECMOカニューレは約8mmで，CVカテーテルの倍以上の太さがあります）．

患者の咳嗽などで出血してしまう事案もあります．出血した際には速やかに圧迫し，応援要請をします．

■ 定期的な学習

ECMOはたとえ集約化している施設であっても実施件数が多いわけではない治療です．ELSOではそれぞれのECMOを運用している施設で施設の特性に合わせた教育プログラムを用いることを推奨しています[4]．

ECMOにかかわる看護師も含めたスタッフはECMOに関するガイドラインや手技の手順などを継続して学習することが求められています．

各章を補完する形で看護師にお願いしたいことを述べました．

医療者として最も大事なことは患者の助けになることです．そのためには繰り返しですがECMOチームとしてスムーズな連携，情報共有が行えることが最も重要です．

Keyword

ELSO
(Extracorporeal Life Support Organization)

ECMOに関する教育，トレーニング，研究，データ管理などを行っている国際的な組織．

引用・参考文献

1) Mossadegh C, et al(eds)：Nursing care and ECMO. p.1226, Springer International Publishing Switzerland, 2017.
2) Goettler CE, et al：Prone positioning does not affect cannula function during extracorporeal membrane oxygenation or continuous renal replacement therapy. Crit Care, 6(5)：452-455, 2002.
3) Culbreth R, et al：Complications of Prone Positioning During Extracorporeal Membrane Oxygenation for Respiratory Failure：A Systematic Review. Respir Care, 61(2)：249-254, 2016.
4) Mossadegh C, et al(eds)：Nursing care and ECMO. p.2260, Springer International Publishing Switzerland, 2017.

付録

ECMO安全点検チェックリスト

No.＿＿＿＿＿＿

ID:
氏名:
年齢：　　歳　♂　♀　体重：　　Kg　BSA：　　m²
身長：　　cm

Configuration	:VV / VA / VAV
装置	:チルモ / ROTAFLOW / CARDIOHELP / 治験
脱血部位	:R-jugular / RFV / LFV　　送血部位 :R-jugular / RFV / LFV
脱血カニューラ	送血カニューラ

アラーム設定　血液流量（下限1LPM, 上限7LPM）
回路内圧 P1（下限-80mmHg）, P2（上限300mmHg）, P3（上限250mmHg）, P4（下限5mmHg）
予備回路　予備回路の種類、場所、準備時間の把握

		日付	/	/	/	/	/	/	/	/	/	/	/	/	/	/	/
		時間	:	:	:	:	:	:	:	:	:	:	:	:	:	:	:
脱血-送血側へ	血液の色調	脱送血側に色調差がある（脱血:黒、送血:赤）															
	刺入部	出血、汚染はない															
		マーキングにズレはない															
		カニューラは適切に固定されている															
	回路/チューブ	チューブが地面に触れず、屈曲なく固定されている															
		チューブ接続部に気泡、血栓、フィブリン塊はない															
		接続部はタイバンドで固定され、緩みはない															
	側枝	血栓・フィブリン塊はない															
		三活はテープで巻かれている															
	生食ライン	鉗子でクランプされている															
		血栓・フィブリン塊になっている															
	ポンプ	クレンメ・三活は止栓になっている															
		異音はしない															
		血栓・フィブリン塊はない															
	人工肺	Wet lungや血餅・リークはない															
モニター/コンソール	実測	回転数(rpm)															
		血液流量(LPM)															
		酸素濃度（FiO₂）/ガス流量(LPM)															
		熱交温（℃）(実測/設定)															
		脱血圧(P1)															
		脱入口圧(P2)/脱出口圧(P3)															
		ΔP(P2-P3)															
		ガス圧(P4)															
		cSvO₂															
配線 配管	電源は単軸使用である（線）																
	酸素、圧縮空気の配管の接続は適切である																
	ガスチューブの接続は適切である																
	熱交換器の電源は接続されている																
緊急時デバイス	ハンドクランクは適切な位置に設置されている																
	O₂フラッシュ/10Lで10秒実施																
CEDの有	ACT																
備考																	
サイン																	
サイン																	

東京都立多摩総合医療センター ECMO Team

腹臥位実施におけるチェックリスト

R3.9　ECMOPT 作成

腹臥位実施におけるチェックリスト

【必要物品】　　　　　　　日付：　　　年　　月　　日　　ベッド番号：

☐	布団 3 枚	☐	枕カバー 4 枚	☐	ソフトナース（20 cm×30 cm）2 つ		
☐	足用枕（青）1 つ	☐	目パッチ	☐	エスアイエイド（小）※¹	☐	ソフキュアガーゼ 1 枚
☐	ラミート（小）	☐	ラバーシーツ 1 枚	☐	ストリームガード（必要時）		
☐	キャビロン	☐	エアウォール※²	☐	アレビンライフ 6 枚※³	☐	アネプロン※⁴

 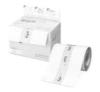 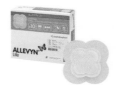

※1 エスアイエイド　　　※2 エアウォール　　　　※3 アレビンライフ　　　※4 アネプロン

手順 1：枕の作り方

①ハの字部分(短×2 個)：リネン庫に収納してある形のまま端から硬さが出るよう、きつめに巻いていき、枕カバーに入れる

※布団の厚みに差があると、完成時の高さにも差が出てしまうため注意

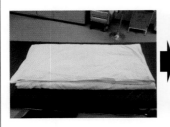 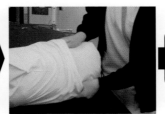 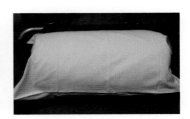

②腸骨稜下(長×1 個)：布団を 4 つ折りに畳み、一辺の長さが短い方を巻いていき、左右から枕カバーに入れる。

※表に布団のシワができると褥瘡の原因となるため注意

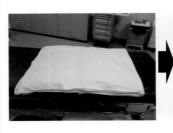 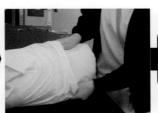 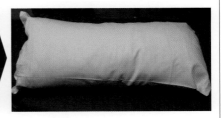

腹臥位実施におけるチェックリスト（つづき）

手順2：患者の準備

【頭部】

☑	部位	チェック項目	留意点
□	目	目パッチを貼付（写真²）	表皮剥離予防のため目パッチ貼付部位にキャビロンを塗布する
□	鼻	胃管は鼻の上側から固定（写真¹）	腹臥位時に圧迫されないよう頬の固定テープは外す
□	額・頬・顎	アレビンライフ（15.4×15.4 cm）を貼付	アレビンライフを半分に切りアネプロン接触部に貼付（写真²）
□	舌	舌をソフキュアガーゼで包む	舌が歯に当たると潰瘍の原因になるため注意（写真¹）
□	口角	気管チューブは可能な限り右口角で固定	口角とチューブの接触部にエスアイエイドを貼付（写真¹）
□	口腔	バイトブロックはストリームガードへ変更する	鎮静状況によって不要であればバイトブロックは除去する
□	各部位	デバイス刺入部に汚染・フィルム材の剥がれがないか確認	刺入部が汚染・フィルム材の剥がれがある場合は腹臥位実施前に包交する

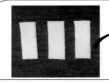 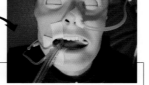

(写真¹)胃管固定・エスアイエイド貼付
気管チューブ接続部のエスアイエイドは約2 cm×5 cmのものを3つ用意し、上唇・口角・下唇のチューブ接触部に貼付

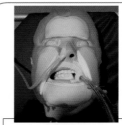

(写真²)顔面被覆材貼付

【体幹】

☑	部位	チェック項目	留意点
□	胸腹部	体幹前面部にエアウォールを貼付 季肋部にアレビンライフ貼付	エアウォールは 縦：鎖骨から恥骨部まで、横：腸骨稜延長部まで
□	前面	ラバーシーツを体幹に掛ける	ラバーシーツを患者に掛ける
□	首・鼠経・腕	点滴ルートの整理	腹臥位時にルートの長さが足りないようであれば延長する

【下肢】

☑	部位	チェック項目	留意点
□	膝	アレビンライフを貼付	剥がれや汚染がない場合は最大7日間使用可能
□	陰部	尿管固定テープを外し管は足側へ	圧迫されると潰瘍の原因となるため位置調整する

手順3：枕の置き方

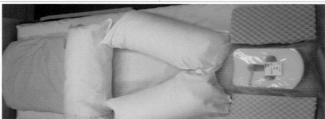

腹臥位実施中チェックリスト

腹臥位実施中チェックリスト

【頭部】

☑	部位	チェック項目	留意点
☐	顔	アネプロンを押し下げ、除圧とチューブ類の観察を行う	1時間毎に実施し皮膚トラブルの有無を確認
☐	目	目の位置がアネプロンの溝にはまっているか確認	位置がずれて目が押しつぶされないよう調整
☐	鼻・口	チューブ固定の剥がれや皮膚圧迫の有無を確認	テープ剥がれや圧迫がある場合は補強や圧迫の解除を行う
☐	下顎	顎の位置がずれていないか確認	溝に顎が落ちると下顎に圧がかかり褥瘡の原因となる

【体幹】

☑	部位	チェック項目	留意点
☐	全体	全身がずれていないか確認	体がずれると顎先に圧がかかるため体位調整をする
☐	四肢	2時間毎に四肢の他動ROMを実施する	腹臥位中であるため関節に負担が掛からないよう実施
☐	胸部	体幹枕とラバーシーツの間に手を入れて除圧を行う	1～2時間毎に実施する
☐	鎖骨	鎖骨周囲をクッションで圧迫しない	頚部の過伸展や回旋、上肢の過度の挙上、肩甲骨の
☐	腕	上肢挙上位を80度未満にする	伸展、鎖骨周囲の圧迫等が原因で腕神経叢損傷による麻痺が生じる恐れがある。そのため、
☐	肩	肩関節は腋窩中線よりも前にする	
☐	上肢	1時間毎に上肢のポジショニングを変更する	腹臥位中は橈骨動脈触知・冷感・色調の観察を行う。

【下肢】

☑	部位	チェック項目	留意点
☐	膝	膝部を持ち上げて除圧を行う	膝は圧がかかりやすいため褥瘡発生に注意
☐	足首	足関節が底屈しないよう枕を調整する	腹臥位によって尖足になりやすいため注意
☐	陰部	尿管（陰茎）は足側へ出し、管で圧迫されていないか確認	潰瘍になりやすいため注意

※肩関節の位置調節時は体前面から肩を持ち上げた状態で腕の曲げ伸ばしを行う

（持ち上げずに行うことで肩関節の損傷に繋がります）

※体勢にずれが見られる場合は適宜リフトアップで体位調整を行う

※アネプロンと体幹枕の間は空ける（顎に当たると褥瘡の原因になります）

※除圧にはケープ介助グローブ(使い捨てタイプ)を使用する

※アネプロンの破損時や変形時は交換する

※1日1回皮膚の生理機能を保持するためにリモイスクレンズ(洗い流し不要)で顔を洗浄する

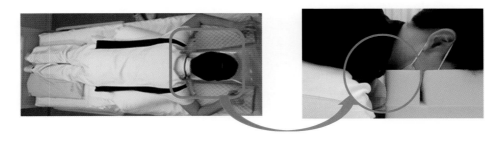

〈編者紹介〉

清水敬樹 ● Keiki Shimizu
東京都立多摩総合医療センター
ECMOセンター（ELSO公認）チェアマン
NPO日本ECMO net理事

わが国の呼吸ECMOの最前線で，各方面で活躍
している．第5波での東京都の医療危機時には，日
本ECMO netの東京都統括として，全国からの
集中治療専門医の支援をまとめあげた．海外では，The Asia-Pacific
Extracorporeal Life Support Organization（APELSO）のシミュ
レーショントレーニングインストラクターとして，APELSO 2018, 2019（香
港）シミュレーションコースインストラクター，Euro ELSO 2018（プラハ）
エデュケーショナルワークショップインストラクター，APELSO 2019（バン
コク）ワークショップインストラクターおよび講演，APELSO 2021（台北）
招待講演を行う．また，日本集中治療医学会および韓国集中治療医学会
（KSCCM）のジョイントコングレス（2021年）で招待講演を行う．

濱口 純 ● Jun Hamaguchi
東京都立多摩総合医療センター
ECMOセンター（ELSO公認）
トランスポートディレクター

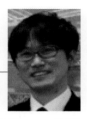

わが国で最大数の病院間ECMO
搬送経験の統括として搬送業務の
運営，管理を行っている．また，シ
ミュレーション医学に造詣が深く，デブリーフィングを重
視したインストラクションはアジアでも高い評価を受けて
いる．海外では，Asia-Pacific ELSOのシミュレーショ
ントレーニングインストラクターとして，APELSO 2018,
2019（香港）シミュレーションコースインストラクター，
APELSO 2019（バンコク）ワークショップインストラク
ター，APELSO 2021（台北）シンポジウムで招待講演を
行う．

はじめてでもよくわかる ナースのための呼吸ECMO実践ガイド

2021年12月5日　　初　版　第1刷発行

編　　集	清水　敬樹, 濱口　純	
発行人	小袋　朋子	
編集人	増田　和也	
発行所	株式会社 学研メディカル秀潤社	
	〒141-8414　東京都品川区西五反田2-11-8	
発売元	株式会社 学研プラス	
	〒141-8415　東京都品川区西五反田2-11-8	
印刷製本	凸版印刷株式会社	

この本に関する各種お問い合わせ先
【電話の場合】
・編集内容についてはTel 03-6431-1237（編集部）
・在庫についてはTel 03-6431-1234（営業部）
・不良品（落丁，乱丁）については
　Tel 0570-000577 学研業務センター　〒354-0045 埼玉県入間郡三芳町上富279-1
・上記以外のお問い合わせは 学研グループ総合案内 0570-056-710（ナビダイヤル）
【文書の場合】
・〒141-8418　東京都品川区西五反田2-11-8 学研お客様センター
　　『はじめてでもよくわかる ナースのための呼吸ECMO実践ガイド』係

動画の配信期間は，最終刷の年月日から起算して3年間をめどとします．
なお，動画に関するサポートは行っておりません．ご了承ください．